Suizidalität

Fortschritte der Psychotherapie
Band 54

Suizidalität

PD Dr. Tobias Teismann, Dr. Wolfram Dorrmann

Tobias Teismann
Wolfram Dorrmann

Suizidalität

2., aktualisierte Auflage

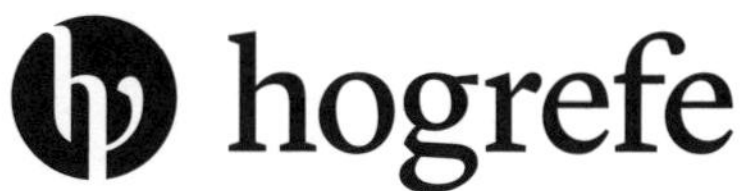

PD Dr. Tobias Teismann, geb. 1975. 1996–2002 Studium der Psychologie in Mainz und Bochum. 2003–2006 Weiterbildender Studiengang für Klinische Psychologie und Psychotherapie (Schwerpunkt Verhaltenstherapie) an der Ruhr-Universität Bochum (RUB). 2004–2012 Wissenschaftlicher Mitarbeiter in der AE Klinische Psychologie und Psychotherapie an der RUB. 2009 Promotion. Tätigkeit als Psychotherapeut, Dozent und Supervisor. Seit 2012 Geschäftsführender Leiter des Zentrums für Psychotherapie (ZPT) an der RUB. 2017 Habilitation.

Dr. Wolfram Dorrmann, geb. 1954. 1975–1987 Studium der Psychologie in Bamberg. 1982–1996 Wissenschaftlicher Mitarbeiter und Lehrbeauftragter im Bereich Klinische Psychologie und Verhaltensmodifikation an der Universität Bamberg. 1987 Promotion. Seit 1999 Leiter des staatlich anerkannten Ausbildungsinstituts für Verhaltenstherapie, Verhaltensmedizin und Sexuologie (IVS) in Nürnberg. Seit 1987 als Psychologischer Psychotherapeut und Kinder- und Jugendlichenpsychotherapeut niedergelassen zunächst in Bamberg und heute in Fürth.

Bibliografische Information der Deutschen Nationalbibliothek
Die Deutsche Nationalbibliothek verzeichnet diese Publikation in der Deutschen Nationalbibliografie; detaillierte bibliografische Daten sind im Internet über http://dnb.dnb.de abrufbar.

Hogrefe Verlag GmbH & Co. KG
Merkelstraße 3
37085 Göttingen
Deutschland
Tel. +49 551 999 50 0
Fax +49 551 999 50 111
info@hogrefe.de
www.hogrefe.de

Satz: Sabine Rosenfeldt, Hogrefe Verlag GmbH & Co. KG, Göttingen
Druck: mediaprint solutions GmbH, Paderborn
Printed in Germany
Auf säurefreiem Papier gedruckt

2., aktualisierte Auflage 2021

(E-Book-ISBN [PDF] 978-3-8409-3037-9; E-Book-ISBN [EPUB] 978-3-8444-3037-0)
ISBN 978-3-8017-3037-6
https://doi.org/10.1026/03037-000

Inhaltsverzeichnis

Karten

Einleitung

Für jemanden, dessen Finger von einer zuschlagenden Tür getroffen ist,
gibt es nichts in der Welt außer Finger und Schmerz.
Ebenso für den Suizidanten: Der Schmerz macht die ganze Welt aus.
(Omer & Elitzur, 2003)

10.000 Suizide pro Jahr in Deutschland

In Deutschland sterben pro Jahr in etwa 10.000 Menschen an einem Suizid. Betroffen sind insbesondere Personen, die an einer psychischen Erkrankung leiden. Entsprechend verwundert es nicht, dass vor allem Mitarbeiter im Sozial- und Gesundheitswesen – hauptsächlich Psychiater und Psychotherapeuten – mit suizidalen Personen in Kontakt kommen. In Befragungsstudien geben zwischen 20 bis 30 % der Psychologen und 50 bis 60 % der Psychiater an, den Suizid eines ihrer Patienten erlebt zu haben. Die therapeutische Auseinandersetzung mit Suizidgedanken, Suizidplänen und Suizidversuchen ist naturgemäß um ein Vielfaches häufiger und bestimmt je nach klinischem Arbeitsfeld die tägliche Arbeit in mehr oder weniger starkem Ausmaß. Ängste im Umgang mit suizidalen Patienten sind dabei gleichermaßen normal wie vielfältig: Neben Ängsten vor juristischen Konsequenzen eines Patientensuizids und Ängsten vor persönlichen Fehleinschätzungen äußern viele Therapeuten die Befürchtung, in Anbetracht suizidaler Wünsche keine ausreichenden Interventionsmöglichkeiten zur Verfügung zu haben. Weitere Ängste beziehen sich darauf, nicht die dem Thema angemessene Sprache zu finden, der Verantwortung nicht gerecht zu werden oder mit den intensiven Gefühlen des Klienten nicht zurecht zu kommen. Prononciert sind solche Befürchtungen vor allem bei Therapeuten, die nur selten Kontakt zu suizidalen Personen haben (Dorrmann, 1996). Nicht zuletzt dürften schließlich auch Vorbehalte und Unsicherheiten in Bezug auf die Legitimation suizidpräventiver Maßnahmen eine lähmende Wirkung auf den Umgang mit suizidgefährdeten Menschen haben.

Ohnmachts- und Allmachtsfalle im Umgang mit suizidalen Personen beachten

In diesem Zusammenhang kontrastieren Eink und Haltenhof (2009) zwei gleichermaßen ungünstige Haltungen zur Frage, ob Suizide verhindert werden sollen und können: die *Ohnmachtsfalle* und die *Allmachtsfalle*. Unter dem Begriff der Ohnmachtsfalle subsumieren sie Einstellungen, die dadurch geprägt sind, dass der professionelle Helfer sich als unwichtig und machtlos erlebt, weil er Suizidhandlungen als Resultat einsamer Entscheidungen versteht, auf die von außen kaum Einfluss genommen werden kann. Diese Einschätzung entspricht weder der klinischen Erfahrung noch den Ergebnissen einer Vielzahl von Untersuchungen zu suizidpräventiven Maßnahmen, in denen sich zeigte, dass es zum Teil bereits nach kurzen Kontakten zu einer Reduktion suizidalen Erlebens kommt und dass die allerwenigsten Personen, die einen Suizid versucht haben, zu einem späteren Zeitpunkt an einem solchen versterben. Die Allmachtsfalle ist durch die entgegengesetzte Annahme, Suizidhandlungen seien bei guter professioneller Kompetenz immer zu verhindern, charakterisiert. Bedenklich an dieser Annahme ist insbesondere der Umkehrschluss, der nahelegt, dass suizidale Handlungen stets in der Verantwortung des behandelnden Therapeuten liegen. Auch diese Einschätzung ist sicher falsch – suizidale Entschlüsse sind oftmals einsame Entscheidungen, die nicht selten verschwiegen werden und damit selbst für die „beste" therapeutische Intervention unzugänglich bleiben. Die Verantwortung für den suizidalen Akt liegt damit im Kern immer beim Betroffenen und nicht bei dessen Angehörigen, professionellen Helfern oder anderen beteiligten Personen.

Eigene Haltung suizidalem Verhalten gegenüber klären

Um der Ohnmachts- und der Allmachtsfalle zu entkommen bzw. Ängste und Hemmungen im Umgang mit suizidalen Personen abzubauen, ist es notwendig, die eigene Haltung suizidalem Verhalten gegenüber zu klären und sich mit diagnostischen und therapeutischen Methoden im Umgang mit Selbsttötungsabsichten vertraut zu machen. Zu diesem Zweck möchte das vorliegende Buch einerseits über empirische und theoretische Arbeiten zu suizidalem Verhalten informieren und andererseits diagnostische und therapeutische Strategien zum kurz- und langfristigen Umgang mit suizidalem Erleben und Verhalten praxisorientiert an die Hand geben. Im Einzelnen wird zunächst eine Begriffsbestimmung vorgenommen, bevor epidemiologische Daten überblicksartig dargestellt und Hinweise zur Diagnostik und Dokumentation suizidalen Verhaltens und Erlebens gegeben werden. Es folgt eine Übersicht über verschiedene theoretische Modelle suizidalen Verhaltens, bevor im dritten und vierten Kapitel ausführlich auf Strategien zur Risikoabschätzung, zur Krisenintervention und zur längerfristigen Aufarbeitung suizidaler Krisen eingegangen wird. Im Rahmen der gesamten Darstellung wird davon ausgegangen, dass der Leser mit klassischen kognitiv-verhaltenstherapeutischen Behandlungsstrategien vertraut ist. Ausschließlich zum Zweck der besseren Lesbarkeit wird auf die unterschiedliche geschlechtsspezifische Schreibweise verzichtet. Die gewählte männliche Form ist in diesem Sinne geschlechtsneutral zu verstehen.

Bochum und Fürth, Oktober 2020

Tobias Teismann
und Wolfram Dorrmann

1 Beschreibung

1.1 Definitionen

Eine einheitliche, international gebräuchliche Nomenklatur und Klassifikation suizidbezogener Gedanken und Verhaltensweisen existiert bislang nicht. Weitgehende Einigkeit besteht gleichwohl darüber, dass dann von einem *Suizid* zu sprechen ist, wenn es aufgrund eines von der Person selbst ausgeführtem, schädigendem Verhalten zum Tod kommt und das Verhalten mit einem gewissen Maß an Absicht zu sterben assoziiert war (Silverman et al., 2007). Drei Bestimmungsstücke werden somit als zentral für die Feststellung eines Suizids erachtet: (a) die Person ist tot, (b) das Verhalten der Person selber führte zum Tod und (c) die Person hatte (in gewissem Ausmaß) die Absicht, ihren eigenen Tod herbeizuführen. Insbesondere die dritte Komponente ist nicht unumstritten und vielfach nur schwer zu bestimmen – gleichwohl erlaubt nur das Wissen um die Intention zwischen suizidalen Verhaltensweisen und nicht suizidalen selbstverletzenden Verhaltensweisen zu unterscheiden (vgl. Tabelle 1).

Eine einheitliche Nomenklatur für suizidales Erleben und Verhalten existiert nicht

Suizid

Entsprechend braucht es den Nachweis eines gewissen Maßes von Intentionalität auch, um von einem Suizidversuch zu sprechen. Wenzel, Brown und Beck (2009) definieren einen *Suizidversuch* als selbst ausgeführtes, potenziell schädigendes Verhalten, das nicht zum Tod führte, aber mit einem gewissen Maß an Absicht zu sterben assoziiert war. Zwei Bestimmungsstücke sind wiederum zentral: (a) die Person hatte (in gewissem Ausmaß) die Absicht ihren eigenen Tod herbeizuführen und (b) es wurde ein Verhalten gezeigt, dass das Potenzial zur Selbstschädigung hatte. Die Bestimmung des Ausmaßes an Intentionalität erfolgt entweder durch Selbstauskunft des Betroffenen oder durch die Berücksichtigung der Umstände des Suizidversuchs bzw. Suizids. Beide Arten Intentionalität zu erfassen sind naturgemäß stark fehleranfällig: Selbstberichtete Intentionalität kann durch den Kontext, in dem sie erfragt wird, und durch potenzielle Konsequenzen der Offenbarung von suizidaler bzw. nicht suizidaler Intention beeinflusst werden. Die Umstände eines selbstverletzenden Verhaltens können wiederum so arrangiert werden, dass es nach einem Suizidversuch aussieht, ohne tatsächlich einer zu sein; wie auch der umgekehrte Fall, in dem ein tatsächlicher Suizidversuch den Anschein eines Unfalls vermittelt, denkbar ist. Vor dem Hintergrund, dass viele Personen nur ein unzureichendes Wissen um das Gefährdungspotenzial verschiedener Suizidmethoden haben, bietet die potenzielle Letalität einer verwendeten

Suizidversuch

Intentionalität als wichtiges Bestimmungsstück

Letalität ist kein Indikator der Suizidabsicht

Methode keinen sicheren Indikator für das Ausmaß der Suizidabsicht. Entsprechend finden sich statistisch bedeutsame Zusammenhänge zwischen Suizidabsicht und Letalität der gewählten Methode nur bei Personen, die akkurate Vorstellungen über die von einer Methode ausgehende Gefährdung haben – nicht aber bei den Personen, denen dieses Wissen fehlt (Brown et al., 2004). Im Rahmen ihres Versuchs, eine einheitliche Nomenklatur für suizidbezogene Gedanken und Verhaltensmuster zu etablieren, haben Silverman et al. (2007) folgerichtig die Option unbestimmter Intentionalität vorgesehen. Eine Darstellung der von Silverman et al. (2007) vorgeschlagenen Terminologie findet sich in Tabelle 1. Einzelne Kategorien werden anhand der folgenden Fallbeispiele veranschaulicht.

Fallbeispiele

Beispiel 1: Selbstzugefügter unintentionaler Tod

Eine 35-jährige Frau springt in Panik vom Balkon eines mehrstöckigen brennenden Hauses, nachdem sie festgestellt hat, dass ihr der Weg zum Treppenhaus durch die Flammen versperrt war. Noch an der Unfallstelle verstirbt die Frau an inneren Verletzungen. Der Ehemann beschreibt sie als eine lebenslustige, sozial gut eingebundene und glückliche Person. Hinweise auf suizidale Wünsche und Impulse können im Rahmen einer psychologischen Autopsie nicht eruiert werden.

Beispiel 2: Selbstzugefügter Tod unklarer Intention

Ein 9-jähriger Junge wird von seiner Mutter im Kinderzimmer tot aufgefunden. Der Junge hat einen Ledergürtel um den Hals, welcher an einem Fenstergriff befestigt ist. Nach Aussage der Mutter habe es kurz zuvor einen heftigen Streit über die Fertigstellung der Schulaufgaben zwischen dem Jungen und ihr gegeben. Insgesamt hatte der an ADHS erkrankte Junge ein gutes Verhältnis zu seinen Eltern, war sozial eingebunden und kam in der Schule gut mit. Suizidale Äußerungen im Vorfeld waren nicht bekannt.

Beispiel 3: Suizid

Ein 64-jähriger Manager wird tot in einem Waldstück aufgefunden. Eine große Zahl von leeren Tablettenverpackungen am Fundort, das Ergebnis der Obduktion und der kriminalpolizeilichen Ermittlung verweisen auf einen Vergiftungstod ohne Fremdeinwirkung. In einem Abschiedsbrief gibt der Verstorbene an, aufgrund eines unverzeihlichen beruflichen Fehlers „keinen anderen Ausweg zu sehen, um sich und seine Familie vor Schmach und Entehrung zu retten“.

Wie aus Tabelle 1 ersichtlich, stellt Silverman et al. (2007) zufolge die Abwesenheit bzw. das Vorhandensein physischer Schädigungen – neben der Inten-

Tabelle 1: Nomenklatur suizidbezogener Verhaltensweisen (vgl. Silverman et al., 2007)

Physische Schädigung	Intention		
	Nein	unbestimmt	Ja
keine	Selbstverletzung I	unbestimmtes suizid-ähnliches Verhalten I	Suizidversuch I
Nicht tödliche	Selbstverletzung II	unbestimmtes suizid-ähnliches Verhalten II	Suizidversuch II
tödliche	selbstzugefügter, unintentionaler Tod	selbstzugefügter Tod unklarer Intention	Suizid

tionalität – ein Differenzierungsmerkmal suizidbezogener Verhaltensweisen dar. Eine Aussage über die Ernsthaftigkeit eines Suizidversuchs lässt sich aus dem Ausmaß physischer Schädigung gleichwohl nicht ableiten. So ist ein Suizidversuch, bei dem eine Person in suizidaler Absicht eine Schusswaffe auf sich selber richtet, der Schuss sich aufgrund einer Ladehemmung aber nicht löst, sicherlich nicht weniger ernsthaft als ein Suizidversuch, bei dem es durch selbstzugefügte Stichwunden im Brust- und Bauchbereich zu massiven Verletzungen, nicht aber zum Tod gekommen ist. Dem Kriterium kommt somit eher eine deskriptive als eine klinisch-therapeutische Bedeutung zu.

Physische Schädigung kein Indikator für die Ernsthaftigkeit eines Suizidversuchs

Im Rahmen des Columbia Classification Algorithm of Suicide Assessment (C-CASA) differenzieren Posner und Kollegen (2007) schließlich zwischen unterbrochenen Suizidversuchen (interrupted attempt) und abgebrochenen Suizidversuchen (aborted attempt). Von einem *unterbrochenen Suizidversuch* wird dann gesprochen, wenn eine Person in suizidaler Absicht die Ausführung eines potenziell selbstschädigenden Verhaltens aufnimmt, die Durchführung jedoch durch andere Personen oder externale Bedingungen verhindert wird. Von einem *abgebrochenen Suizidversuch* wird dann gesprochen, wenn eine Person in suizidaler Absicht die Ausführung eines potenziell selbstschädigenden Verhaltens vorbereitet, kurz vor der Durchführung des schädigenden Verhaltens jedoch innehält (siehe die folgenden Beispiele).

Fallbeispiele

Beispiel 4: unterbrochener Suizidversuch

Frau G. kommt zur stationären Aufnahme, nachdem Passanten sie dabei beobachtet haben, wie sie über die Brüstung einer Eisenbahnbrücke geklettert ist. Den alarmierten Polizeibeamten gelingt es, Frau G. zu fassen und über das Geländer zurück auf den Gehweg zu heben. Frau G. wehrt sich gegen den Zugriff und bittet darum, man „möge sie doch einfach sterben lassen".

Beispiel 5: abgebrochener Suizidversuch

Herr B. berichtet, dass er sich in den vergangenen zwei Wochen zunehmend suizidal gefühlt habe. Im Vorfeld der Behandlungsaufnahme habe er sich aus Reinigungsmitteln, Medikamenten und Insektenvertilgungsmitteln einen „Gifttrunk" bereitet. Er sei fest entschlossen gewesen, sich das Leben zu nehmen – schließlich habe er es dann „aber doch nicht geschafft". Er habe eine halbe Stunde vor dem Giftgemisch gesessen, die Flasche mehrmals an den Mund gesetzt und dann „voller Wut und Enttäuschung" das Mittel ins Klo geschüttet.

Suizidgedanken

Unter *Suizidgedanken* (suicide ideation) verstehen Wenzel et al. (2009) schließlich alle Gedanken, Vorstellungen, Überzeugungen, Stimmen oder andere Kognitionen, die eine Person hinsichtlich der Beendigung ihres eigenen Lebens hat. Silverman et al. (2007) differenzieren Suizidgedanken des Weiteren nach dem Ausmaß an Intentionalität (ohne suizidale Absicht, mit unklarer suizidaler Absicht, mit suizidaler Absicht), nach der Häufigkeit ihres Auftretens (gelegentlich, vorübergehend, anhaltend) und nach dem Ausmaß des mit ihnen verbundenen Handlungsdrucks (passiv, aktiv). Im gesamten Buch werden die verschiedenen Begriffe in der hier definierten Weise verwendet. Der Begriff Suizidalität wird als Oberbegriff für Suizidgedanken, Suizidpläne, Suizidversuche und vollendete Suizide verwendet.

Suizidalität

1.2 Epidemiologie und Risikofaktoren

1.2.1 Prävalenz von Suiziden, Suizidversuchen und Suizidgedanken

Im Jahr 2018 starben in der Bundesrepublik Deutschland 9.396 Menschen durch einen *Suizid,* und zwar 7.111 Männer und 2.285 Frauen (Statistisches Bundesamt, 2020). Damit starben mehr Menschen in Deutschland durch einen Suizid als durch Verkehrsunfälle, illegale Drogen, Mord und Totschlag zusammen. Bezieht man die Zahl der Gestorbenen auf 100.000 Personen der Bevölkerung, so resultiert eine Suizidrate von 11,3. Die 12-Monats-Prävalenzrate von Suiziden liegt in der deutschen Gesamtbevölkerung entsprechend bei ca. 0,01 %. Im Vergleich der Bundesländer weist das Niveau der suizidalen Sterblichkeit dabei deutliche Unterschiede auf: Im Jahr 2016 hatten Sachsen (14,5), Hamburg (14) und Schleswig-Holstein (13,6) die höchsten Suizidraten und Mecklenburg-Vorpommern (10,1), Nordrhein-Westfalen (9,3) und Bremen (8,4) die niedrigsten Suizidraten (Statistisches Bundesamt, 2020). Deutschlandweit ist es allein in den Jahren von 1990 bis 2004 zu einem Rückgang der Suizidrate um 26 % gekommen (Liu, 2009) – ein Abwärtstrend, der sich be-

Suizidrate von 11,3 in Deutschland 2018

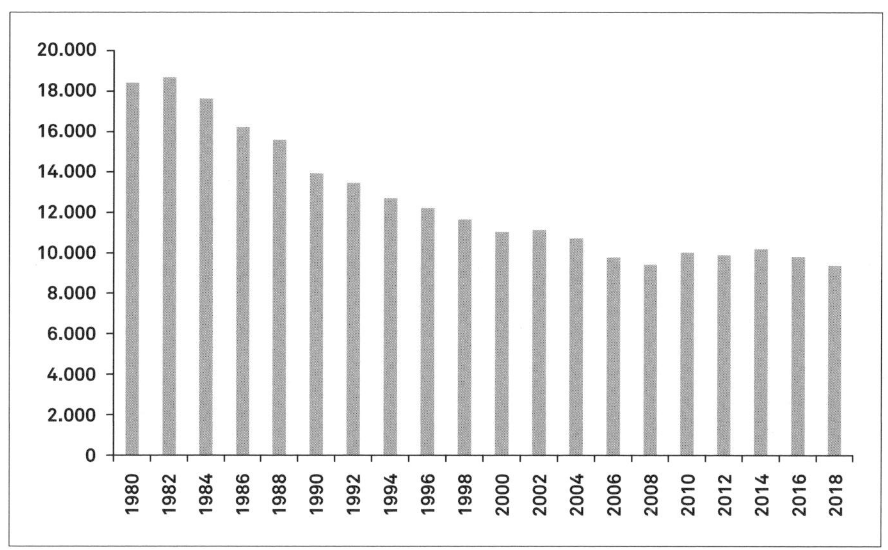

Abbildung 1: Suizide in Deutschland in den Jahren 1980 bis 2018 (Quelle: Statistisches Bundesamt)

reits seit 1979, dem Jahr mit den höchsten Suizidraten in den alten und den neuen Bundesländern, feststellen lässt (vgl. Abbildung 1). Es lässt sich vermuten, dass neben einer Zunahme von Kriseninterventionseinrichtungen, der verbesserten Versorgung psychisch Erkrankter, einer verbesserten Sicherung letaler Methoden, Verbesserungen im Bereich der Notfallmedizin, insbesondere auch eine erhöhte Aufmerksamkeit für das Thema den beobachteten Rückgang der Suizidzahlen erklären kann (Wolfersdorf & Etzersdorfer, 2011).

Im internationalen Vergleich liegt die Suizidrate in Deutschland im mittleren Bereich. Die höchsten Suizidraten weltweit finden sich in Litauen und Korea und die niedrigsten Suizidraten in verschiedenen Karibikstaaten (WHO, 2014). Nach Angaben der WHO nehmen sich in etwa eine Million Menschen pro Jahr das Leben. Suizide machen damit 1,5 % aller Todesfälle weltweit aus.

Suizidrate nimmt mit dem Alter zu

In Deutschland nimmt die Suizidrate bzw. das Suizidrisiko – wie in den meisten Ländern weltweit – mit dem Lebensalter zu (vgl. Abbildung 2): Das durchschnittliche Suizidalter lag im Jahr 2018 bei Männern bei 58 Lebensjahren und bei Frauen bei 59 Lebensjahren. Bis zur Pubertät sind Suizide hingegen vergleichsweise selten: 14 Kinder (≤15 Jahre) starben im Jahr 2018 in Deutschland durch einen Suizid (Statistisches Bundesamt, 2020). Es liegt auf der Hand, dass insbesondere in dieser Altersgruppe die Abgrenzung unintentionaler und intentionaler Selbsttötungen extrem schwierig und damit fehlerbehaftet ist.

Über alle Altersgruppen hinweg werden Suizide deutlich häufiger von Männern als von Frauen begangen (Verhältnis Männer und Frauen 3:1 bis 7,5:1;

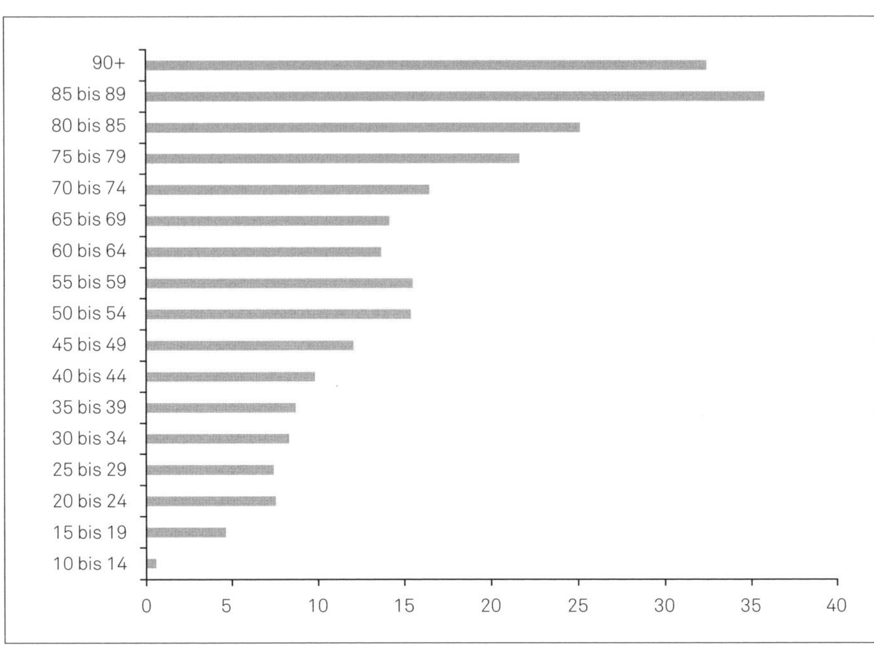

Abbildung 2: Suizidrate im Jahr 2018 nach Lebensalter (Quelle: Statistisches Bundesamt)

Suizidrate Männer > Frauen

Nock, Borges & Ono, 2012), was vor allem darauf zurückgeführt wird, dass Frauen sanftere Methoden zum Vollzug eines Suizids heranziehen als Männer und daher eine höhere Überlebenschance haben.

Suizidmethoden

Suizidmethoden

Hinsichtlich der vollzogenen Suizide wurden in Deutschland 2018 geschlechterübergreifend die meisten Suizide durch Erhängen vollzogen (n=4.256). Mit 950 Gestorbenen stellt der Sturz aus der Höhe die zweithäufigste Suizidmethode dar. Es folgen als Methoden die Selbstvergiftung (n=666) und das Legen vor ein sich bewegendes Objekt (n=531). Auch international stellt Erhängen die am häufigsten gewählte Suizidmethode bei Männern und Frauen dar. Suizide mit Schusswaffen stellen geschlechterübergreifend die zentrale Suizidmethode in den USA dar. Pestizide sind schließlich – insbesondere bei Frauen – eine bedeutsame Suizidmethode in vielen lateinamerikanischen und verschiedenen asiatischen Ländern (Ajdacic-Gross et al., 2008).

Die Rate von *Suizidversuchen* übersteigt die Rate der vollzogenen Suizide um ein Vielfaches – eine genaue Abschätzung der Häufigkeit von Suizidversuchen wird allerdings dadurch erschwert, dass es in keinem Land der Welt eine offizielle Erfassung von Suizidversuchen gibt. Im Rahmen des WHO World Mental Health Survey, einer multinationalen epidemiologischen Untersuchung in zehn Industrienationen (inklusive Deutschland) und elf Schwellen- bzw. Entwicklungsländern wurde die Häufigkeit von Suizidgedanken, Suizidplänen und Suizidversuchen jedoch systematisch an einer großen Stichprobe erwachsener Personen erhoben: Die Schätzung der 12-Monats-Prävalenz von Suizidversuchen belief sich auf 0,3 % in Industrienationen und 0,4 % in Schwellen- und Entwicklungsländern (Nock et al., 2012). Die Lebenszeitprävalenz von Suizidversuchen lag länderübergreifend bei 2,7 % (Range: 0,5 bis 5,0 %; Deutschland = 1,7 %; Nock et al., 2012). Suizidversuche werden häufiger von Frauen als von Männern und häufiger in der Adoleszenz und dem jungen Erwachsenenalter als in höherem Lebensalter durchgeführt. Somit verlaufen Suizid- und Suizidversuchsraten hinsichtlich der Alters- und Geschlechterstruktur gegenläufig: Suizidversuchsraten sind bei jungen Frauen am höchsten, die Suizidraten hingegen bei alten Männern.

Lebenszeitprävalenz von Suizidversuchen 2,7 %

Suizidversuchsrate Frauen > Männer

Prävalenz von Suizidversuchen bei Jugendlichen

Erstaunlicherweise finden sich in Untersuchungen an Jugendlichen vielfach höhere Raten von Suizidversuchen als in Erwachsenenstichproben: So berichten beispielsweise Evans et al. (2005) im Rahmen einer metaanalytischen Untersuchung eine gemittelte Lebenszeitprävalenzrate von 9,7 % und eine 12-Monats-Prävalenz von 6,4 % für jugendliche Stichproben. Neben methodischen Unterschieden in der Erfassung von Suizidversuchen lässt sich vermuten, dass zurückliegende Suizidversuche von Erwachsenen nur lückenhaft erinnert und/oder berichtet werden.

Ernsthafte *Suizidgedanken* und *Suizidpläne* während des vergangenen Jahres wurden im Rahmen des WHO World Mental Health Survey schließlich länderübergreifend von 2 % bzw. 0,6 % der Befragten berichtet. Die Lebenszeitprävalenz von Suizidgedanken und Suizidplänen beläuft sich in Deutschland auf 9,7 % bzw. 2,2 % (Nock et al., 2012). Wiederum finden sich höhere Prävalenzangaben bei Jugendlichen. So berichten Evans et al. (2005) für jugendliche Stichproben eine gemittelte Lebenszeitprävalenz suizidaler Gedanken von 29,9 % und eine 12-Monats-Prävalenz von 19,3 %. Zusammenfassend lässt sich festhalten, dass Suizidgedanken – insbesondere in jugendlichen Stichproben – sehr verbreitet sind. Die stark divergierenden Prävalenzangaben von Suizidgedanken, Suizidversuchen und vollendeten Suiziden machen jedoch deutlich, dass die wenigsten Personen, die einen Suizid erwägen, tatsächlich einen solchen versuchen bzw. vollziehen.

1.2.2 Risikofaktoren

Hinsichtlich der Risikofaktoren bzw. protektiven Faktoren, die Einfluss auf die Auftretenswahrscheinlichkeit suizidalen Erlebens und Verhaltens haben können, lässt sich differenzieren zwischen demografischen Faktoren, diagnostischen und psychosozialen Variablen sowie Aspekten der suizid-bezogenen Vorgeschichte einer Person. Schließlich lassen sich distale und proximale Faktoren unterscheiden:

Demografische Risikofaktoren: Alter, Geschlecht, Familienstand, sozioökonomischer Status

- *Demografische Faktoren:* Wie bereits dargestellt, steigt das Suizidrisiko mit höherem Lebensalter an und ist bei Männern höher als bei Frauen. Geschlechterübergreifend weisen verwitwete, geschiedene und getrennt lebende Personen eine höhere Suizidrate auf als verheiratete Personen. Als weiterer Indikator sozialer Eingebundenheit wirken sich – insbesondere für Frauen – im Haushalt zu versorgende Kinder protektiv aus. Schließlich gehen ein niedriger sozioökonomischer Status und Arbeitslosigkeit mit einem erhöhten Suizidrisiko einher (O'Connor, Platt & Gordon, 2011).

Diagnostische Risikofaktoren: Psychische & physische Erkrankungen

- *Diagnostische Faktoren:* Epidemiologische, klinische und psychologische Autopsiestudien verweisen durchgängig darauf, dass psychische Erkrankungen mit einem erhöhten Suizidrisiko einhergehen. Psychologische Autopsiestudien legen nahe, dass bei knapp 90 % der Suizidanten im Vorfeld des Suizids eine psychische Erkrankung vorgelegen hat: Besonders häufig werden dabei affektive Störungen diagnostiziert (43 %), gefolgt von substanzbezogenen Störungen (26 %, insbesondere Alkoholabhängigkeit), Persönlichkeitsstörungen (16 %) und psychotischen Störungen (9 %, Arsenault-Lapierre, Kim & Turecki, 2004). Unter Zugrundelegung von „Follow-up"-Studien konnten Harris und Barraclough (1997) zeigen, dass sämtliche psychische Erkrankungen – bis auf geistige Behinderung und möglicherweise demenzielle Erkrankungen und Agoraphobie – mit einem erhöhten Suizidrisiko einhergingen. Im Rahmen des WHO World Mental Health Survey zeigte sich, dass in Industrieländern insbesondere bipolare und unipolare affektive Störungen sowie das Vorliegen einer posttraumatischen Belastungsstörung mit einem erhöhten Suizidversuchsrisiko assoziiert waren. In Schwellen- und Entwicklungsländern fanden sich hingegen enge Zusammenhänge v. a. zwischen posttraumatischen Belastungsstörungen, Drogenmissbrauch und -abhängigkeit sowie Störungen des Sozialverhaltens und Suizidversuchen (Nock et al., 2009). Grundsätzlich geht das Vorliegen komorbider Störungen mit einem erhöhten Suizidversuchs- und Suizidrisiko einher. Eine Darstellung störungsspezifischer Prädiktoren vollendeter Suizide findet sich in Kapitel 1.4.
  Neben den psychischen Erkrankungen sind auch physische Erkrankungen mit einem erhöhten Suizidrisiko verbunden. Im Rahmen psychologischer Autopsiestudien litten 30 bis 40 % der Suizidanten im Vorfeld des Suizids unter einer physischen Erkrankung. Insbesondere Krebs und chronischer Schmerz sind dabei mit einem erhöhten Suizidrisiko assoziiert

(Pompili et al., 2016). Das Suizidrisiko ist in zeitlicher Nähe zur erstmaligen Diagnosestellung am höchsten. In der Regel wird der Zusammenhang zwischen körperlichen Erkrankungen und Suizidalität vermittelt über eine Zunahme von Hoffnungslosigkeit, Sinnlosigkeitserleben, dem Verlust sozialer Rollen und dem Aufkommen komorbider psychischer Erkrankungen.

Psychosoziale und biografische Risikofaktoren: Hoffnungslosigkeit, Impulsivität, Misshandlungen, Suizide in der Familie

- *Psychosoziale und biografische Faktoren:* Eine große Zahl an psychosozialen Variablen wurde mit einem erhöhten Suizidrisiko in Verbindung gebracht. Die folgende Auflistung beschränkt sich daher auf Faktoren, deren Bedeutung wiederholt in Studien gezeigt werden konnte: Hoffnungslosigkeit gilt als ein zentraler Prädiktor für Suizide. So zeigte sich beispielsweise, dass das Ausmaß habitueller Hoffnungslosigkeit, erfasst während einer ambulanten psychiatrischen Behandlung, die Suizidwahrscheinlichkeit in den folgenden 20 Jahren vorherzusagen vermag: Werte ≥9 in der Beck Hoffnungslosigkeitsskala gingen mit einem vierfach erhöhten Suizidrisiko einher (Brown et al., 2000). Darüber hinaus konnte in diversen Studien eine prädiktive Bedeutung von negativer Affektivität, insbesondere Depressivität, Neurotizismus, der Wahrnehmung, eine Last für andere zu sein, perfektionistischer Einstellungen, geringer Problemlösefertigkeiten, sozialer Isolation und Einsamkeit nachgewiesen werden (Van Orden et al., 2010; Wenzel et al., 2009). Der Zusammenhang zwischen Impulsivität und suizidalem Verhalten ist uneindeutig – positive Zusammenhänge, die sich in verschiedenen Studien zeigen ließen, konnten in anderen Studien nicht repliziert werden. Neben Unterschieden in der Erhebungsmethodik, einer vielfach unzureichenden Differenzierung zwischen habitueller Impulsivität und akut-impulsiven Verhalten, mögen die divergierenden Studienergebnisse auch darauf zurückzuführen sein, dass impulsives Verhalten zur Umsetzung suizidaler Impulse befähigt, ohne dieselben allerdings zu bedingen – Impulsivität also nur auf indirekte Weise mit suizidalem Verhalten assoziiert ist. Im Sinne eines biografischen Faktors konnte wiederholt gezeigt werden, dass eine Geschichte kindlicher Missbrauchserfahrungen mit vermehrter Suizidalität assoziiert ist (Angelakis, Gillespie & Panagioti, 2019). Schließlich ist ein biografischer Hintergrund familiärer Suizide assoziiert mit einem erhöhten Suizidrisiko. Es lässt sich vermuten, dass Personen, die den Suizid eines Familienmitgliedes erlebt haben, suizidale Handlungen in stärkerem Maße als gangbaren Weg in Anbetracht schwerwiegender Probleme einschätzen. Darüber hinaus ist auch von einer genetischen Komponente suizidalen Verhaltens auszugehen (siehe Kapitel 2.4). Auf die Bedeutung früherer Episoden selbstverletzenden Verhaltens und vergangener Suizidversuche wird in Kapitel 1.3 ausführlicher eingegangen.

Proximale Faktoren: Stressreiche Lebensereignisse

- *Proximale Faktoren:* Bei den bislang beschriebenen Risikofaktoren handelt es sich – mit Ausnahme der verschiedenen psychosozialen Variablen – größtenteils um distale Faktoren, die nicht zwingenderweise als unmittelbare

Auslöser suizidalen Verhaltens zu verstehen sind. Als proximale Faktoren gelten hingegen solche Faktoren, die vor dem Hintergrund bestehender distaler Risikofaktoren das unmittelbare Risiko suizidaler Handlungen erhöhen. Neben der Verfügbarkeit einer potenziell tödlichen Suizidmethode zeigte sich in einer repräsentativen finnischen Studie, dass 80 % der Personen, die einen Suizid begingen, in den drei Monaten vor ihrem Tod vermehrt stressreichen Lebensereignissen ausgesetzt waren: Neben beruflichen Problemen (28 %), familiären Konflikten (23 %) und körperlichen Erkrankungen (22 %) spielten Arbeitslosigkeit (16 %), Trennungen (14 %) und finanzielle Schwierigkeiten (13 %), eine bedeutsame Rolle (Heikkinen, Aro & Lönnqvist, 1994). Sowohl für Männer als auch für Frauen geht der Tod eines Kindes mit einer stark erhöhten Suizidrate – insbesondere im Folgemonat des Todesfalls – einher (Qin & Mortensen, 2003). Die Befunde legen nahe, dass als bedeutsam erlebte Verlustereignisse jeglicher Art mit einem erhöhten Suizidrisiko assoziiert sind. Gleichwohl muss bedacht werden, dass die erklärende Kraft belastender Lebensereignisse gering ist, so enden die allermeisten der entsprechenden Erfahrungen nicht mit einem Suizid.

Protektivfaktoren: Soziale Eingebundenheit, Hoffnung, Lebenszufriedenheit

- *Protektivfaktoren:* Im Gegensatz zur großen Fülle an Untersuchungen zu Risikofaktoren suizidalen Verhaltens haben sich bislang vergleichsweise wenige Studien mit Protektivfaktoren, also solchen Variablen, die mit einem geringen Suizidrisiko einhergehen, beschäftigt. Relativ durchgängig zeigte sich, dass verschiedene Indizes sozialer Eingebundenheit, wie z. B. das Leben in einer Ehe und/oder mit Kindern, genauso wie die aktive Zugehörigkeit zu einer religiösen Gemeinschaft mit einem reduzierten Suizidrisiko assoziiert sind. Zudem ist das Suizidrisiko während Schwangerschaften reduziert. Darüber hinaus gelten ein positiver Attributionsstil, Selbstwirksamkeit, Problemlösefertigkeiten sowie soziale Unterstützung als Resilienzfaktoren (Johnson et al., 2011).

Die Kenntnis von Risikofaktoren sollte dafür sensibilisieren, bei Menschen mit den entsprechenden Merkmalen an die Möglichkeit suizidalen Erlebens und Verhaltens zu denken. Grundsätzlich handelt es sich um statistisch definierte Risiken, die für die entsprechenden Gruppen gelten – nicht aber für jeden einzelnen Menschen, der einer solchen Gruppe angehört, zutreffen müssen. Zudem muss bedacht werden, dass Suizide in der Gesamtbevölkerung eine geringe Auftretenswahrscheinlichkeit haben – ein erhöhtes Risiko entspricht somit nicht zwingend einem hohen Risiko. Vielmehr nehmen sich die allerwenigsten Personen, die ein oder auch mehrere Risikomerkmale haben, das Leben. Auf der anderen Seite kann aber auch das Fehlen von einschlägigen Risikomerkmalen im Einzelfall nicht als sicherer Hinweis für die Abwesenheit suizidaler Gefährdung gewertet werden: Auch junge Frauen, die in einem Arbeitsverhältnis stehen, Kinder haben und Pläne für die Zukunft berichten, können sich das Leben nehmen. Es braucht also immer eine individuelle Risikoabschätzung, die durch das Wissen um Risikofaktoren getragen ist, gleichzeitig aber nicht den Blick für ungewöhnliche Risikokonstellationen verschließt. Eine Übersicht über die verschiedenen Risikofaktoren findet sich in Tabelle 2.

Tabelle 2: Risikofaktoren für vollendete Suizide

Demografische Faktoren	• Männliches Geschlecht • Höheres Alter • Arbeitslosigkeit • Niedriger sozioökonomischer Status
Diagnostische Faktoren	• Psychische Erkrankung • Affektive Störung • Schizophrenie • Suchtmittelstörung • Persönlichkeitsstörung • Körperliche Erkrankung
Psychosoziale Faktoren	• Soziale Isolation/Einsamkeit • Hoffnungslosigkeit • Negative Affektivität • Impulsivität/Aggressivität • Suizidgedanken • Perfektionismus • Wahrnehmung, eine Last für andere zu sein • Furchtlosigkeit vor Schmerz, Sterben und Tod • Missbrauchserfahrung in Kindheit und Jugend • Familiäre Suizide
Geschichte suizidalen Verhaltens	• Vergangene Suizidversuche
Proximale Faktoren	• Verlusterfahrung (z. B. finanziell, interpersonal, identitätsbezogen) • Akute und/oder chronische Gesundheitsprobleme • Familiäre/partnerschaftliche Konflikte • Entlassung aus stationärer Behandlung
Protektive Faktoren	• Soziale Eingebundenheit/Unterstützung • Lebenszufriedenheit • Vorhandensein von Gründen zu leben • Hoffnung • Aktive Therapiebeteiligung • Problemlösekompetenz • Partnerschaft/Ehe • (Junge) zu versorgende Kinder • Schwangerschaft • Aktive Zugehörigkeit zu einer religiösen Gemeinschaft

1.3 Verlauf und Prognose

Ein erster Gipfel hinsichtlich des Auftretens von Suizidgedanken findet sich in der Adoleszenz und im frühen Erwachsenenalter (Nock et al., 2008). Analysen des WHO World Mental Health Survey verweisen darauf, dass etwa 30 % derjenigen, die jemals Suizidgedanken erlebt haben, auch einen Suizidplan gefasst haben und/oder einen Suizidversuch unternahmen. 56 % derjenigen, die sowohl Suizidgedanken als auch einen Suizidplan berichten, haben auch einen Suizidversuch unternommen. Dabei erfolgen 60 % der Übergänge von Suizidgedanken hin zu einem Suizidversuch innerhalb des ersten Jahres nach Auftreten der Suizidgedanken (Nock et al., 2008) – es scheint sich hierbei also um ein besonders risikobehaftetes Zeitfenster zu handeln. Borges et al. (2010) konnten darüber hinaus zeigen, dass Personen, die zu einem früheren Zeitpunkt schon einmal unter Suizidgedanken gelitten haben, *ohne* dass sie einen Suizidversuch unternommen haben, ein *reduziertes Risiko* aufweisen, aktuelle Suizidgedanken in Suizidhandlungen umzusetzen.

Suizidale Krisen verlaufen in unterschiedlichem Tempo

Suizidale Krisen können sich in sehr unterschiedlichem Tempo entwickeln. In den meisten Fällen entwickelt sich Suizidalität über einen längeren Zeitraum von eher passiver Lebensmüdigkeit hin zu aktiveren Suizidgedanken und Planungen. Auf der anderen Seite gibt es aber auch die sich sehr schnell aufschaukelnde Lebensmüdigkeit, die rasch und unter geringem Planungsaufwand in suizidale Handlungen umgesetzt wird. In verschiedenen Studien zeigte sich, dass etwa 30 bis 40 % der Suizidversuche ohne vorausgehende

Impulsive Suizidversuche

Planung durchgeführt werden (Borges et al., 2010). In einer Untersuchung amerikanischer Probanden, die wegen eines Suizidversuchs medizinisch versorgt wurden, gaben 24 % an, dass zwischen der Entscheidung, sich das Leben zu nehmen, und der Umsetzung dieser Entscheidung weniger als fünf Minuten lagen. Solche impulsiven Suizide waren in geringerem Maße mit depressiver Stimmung assoziiert als Suizide, bei denen mehr Zeit zwischen der Entscheidung und der Umsetzung verstrichen ist. Unterschiede in der Häufigkeit, mit der Suizidideen mit anderen besprochen wurden, fanden sich in den beiden Subgruppen hingegen nicht (Simon et al., 2001) – es gibt somit auch im Fall impulsiver Suizide die Möglichkeit, im Vorfeld zu intervenieren.

Hinsichtlich der Wiederholung von Suizidversuchen konnten Gibb, Beautrais und Fergusson (2005) zeigen, dass 28 % derer, die wegen eines Suizidversuchs stationär behandelt wurden, in den folgenden zehn Jahren mindestens einen weiteren Suizidversuch unternommen haben und 4,6 % durch

Hohe Wiederholungsrate bei Suizidversuchen

einen Suizid starben. Das Risiko, erneut wegen eines Suizidversuchs behandelt zu werden bzw. an einem Suizid zu sterben, war in den ersten zwei Jahren des Untersuchungszeitraums am höchsten. In Übereinstimmung mit den skizzierten Studien gelten vorangegangene Suizidversuche als zentraler Risikofaktor für weitere Suizidversuche und Suizide. Die Tatsache, dass

„nur“ 5 bis 6 % derer, die einen Suizidversuch überleben, zu einem späteren Zeitpunkt durch einen Suizid sterben, macht jedoch deutlich, dass die allermeisten Personen nach einem Suizidversuch wieder einen Weg ins Leben zurückfinden. Sehr eindrucksvoll zeigte sich dies auch in einer klassischen Untersuchung von Richard Seiden (1978). Er analysierte in einer retrospektiven Follow-up-Studie, wie viele der Personen, die von einem drohenden Sprung von der Golden Gate Bridge zurückgehalten wurden, sich zu einem späteren Zeitpunkt das Leben nahmen: Von den 515 Personen, die in der Zeit von 1937 bis 1971 an der Umsetzung dieses potenziell hoch-letalen Suizidversuchs abgehalten wurden, starben in der Folgezeit gerade einmal 25 (4,9 %) an einem Suizid!

Ein Modell, das den Verlauf suizidaler Krisen unter motivationaler Perspektive beschreibt, wird im Folgenden dargestellt:

Stadien der präsuizidalen Entwicklung

Pöldinger (1968) hat ein Modell der Stadien und der Dynamik der präsuizidalen Entwicklung ausgearbeitet. In diesem Modell wird die Entwicklung hin zu suizidalem Verhalten in drei Stadien untergliedert: ein Stadium der *Erwägung*, ein Stadium der *Ambivalenz* und ein Stadium des *Entschlusses*. Im Stadium der Erwägung wird ein Suizid als mögliche Problem- oder Konfliktlösung in Betracht gezogen. Oftmals dürften Sinnlosigkeits- und Hoffnungslosigkeitskognitionen hierbei eine Rolle spielen. Zudem können Modelle aus der Umwelt (auch Pressemeldungen, Fernsehsendungen, Lektüre) die Möglichkeit eines Suizides in den persönlichen Fokus rücken. Im Stadium der *Ambivalenz* erfolgt eine Abwägung für und wider einen Suizid. In dieser Phase sind direkte oder indirekte Suizidankündigungen (Andeutungen, Drohungen, Voraussagen, Beschäftigung mit dem eigenen Testament etc.) zu erwarten. Diese erfüllen sicher vielfach die Funktion eines Hilferufs bzw. sind als Ausdruck quälenden Ambivalenzerlebens zu verstehen. Im dritten Stadium kommt es zu einem Entschluss, entweder für die Selbsttötung oder für das Weiterleben. In dieser Phase mag der Betroffene äußerlich mit einem Mal deutlich ruhiger erscheinen – er spricht nicht mehr von Suizidabsichten und macht ggf. einen weniger gequälten Eindruck. Im Fall des Entschlusses zum Suizid ist diese Ruhe natürlich trügerisch („Ruhe vor dem Sturm“), wird sie doch leicht als Besserung der Symptomatik missverstanden. In der klinischen Praxis ist es entsprechend wichtig, auch dann noch nach Suizidgedanken zu fragen und diesbezügliche Gesprächsbereitschaft zu signalisieren, wenn eine suizidale Krise überstanden zu sein scheint. Wichtig ist es noch zu bedenken, dass das Modell keine Aussage über die zeitliche Erstreckung der Bedenk- und Entschlusszeit vornimmt: Insbesondere bei impulshaften suizidalen Handlungen ist die Zeitspanne zwischen Erwägung, Entschluss und Umsetzung des Ent-

Präsuizidale Entwicklung: Erwägung, Ambivalenz, Entschluss

schlusses nur von kurzer Dauer, während sich vor allem bei depressiven Erkrankungen meist eine längere Entwicklung ausmachen lässt. Und auch dann wenn ein Entschluss gefasst wurde, impliziert dies nicht, das gleichsam entschieden wurde wann der Entschluss umgesetzt wird. Dies kann unmittelbar oder später bei einer sich bietenden Gelegenheit erfolgen.

1.4 Komorbidität

Wie in Kapitel 1.2.2 bereits dargestellt, verweisen psychologische Autopsiestudien darauf, dass 90 % der Suizidanten zum Zeitpunkt des Suizids an einer psychischen Erkrankung leiden. Insbesondere unipolare und bipolare affektive Störungen, Schizophrenie, Suchtmittelabhängigkeit und Persönlichkeitsstörungen sind mit einem deutlich erhöhten Suizidrisiko assoziiert. Die folgende Darstellung beschränkt sich entsprechend auf die Skizzierung störungsspezifischer Prävalenzen, Risikofaktoren und Verlaufscharakteristika vollendeter Suizide im Rahmen dieser Störungsbilder – dies soll allerdings nicht darüber hinwegtäuschen, dass auch im Rahmen anderer psychischer Erkrankungen ein deutlich erhöhtes Suizidrisiko vorliegt.

Suizidmortalität bei unipolarer Depression 2–6 %

Unipolare Depression: Die Lebenszeitsuizidmortalitätsrate depressiver Personen wird über alle Schweregrade hinweg auf 2 bis 6 % geschätzt (Blair-West, Mellsop & Eyeson-Annan, 1997; Bostwick & Pankratz, 2000), die Suizidmortalität von Patienten mit schwerer Depression, die einer stationären Behandlung bedürfen, scheint gleichwohl höher zu liegen: In einer prospektiven Langzeitstudie, in der 406 eingangs stationär behandelte Patienten über 40 bis 44 Jahre begleitet wurden, fanden beispielsweise Angst et al. (2005), dass sich 17,5 % der unipolar depressiv erkrankten Personen im Untersuchungszeitraum das Leben nahmen. Grundsätzlich steigt das Suizidrisiko depressiver Patienten mit zunehmender Symptomschwere an. In einer Vergleichsuntersuchung depressiver Suizidenten und depressiver Kontrollpersonen ohne Suizidversuch fanden sich zudem signifikante Unterschiede zulasten der Suizidanten bezüglich Gewichts- und Appetitverlust, Schlafstörungen, Wertlosigkeits- und Schuldgefühlen sowie Todeswünschen und Suizidideen (McGirr, Renaud et al., 2007). Die prädiktive Bedeutung von Schlafstörungen (inklusive Alpträumen) für Suizidversuche und vollendete Suizide konnte – nicht nur für depressive Patienten – wiederholt gezeigt werden (Bernert & Joiner, 2007). Ansonsten finden sich bei depressiven Patienten die üblichen Risikofaktoren für suizidales Verhalten, wie u. a. die Anzahl früherer Suizidversuche, Hoffnungslosigkeit, männliches Geschlecht usw. Das Suizidrisiko depressiver Patienten scheint unmittelbar vor Beginn einer Behandlung am höchsten zu liegen – ein empirischer Beleg, dass das Suizidrisiko bei Beginn und Abklingen einer depressiven Episode deshalb erhöht ist, weil die Betroffenen die Kraft zur Umsetzung suizidaler Intentionen bei gleichzeitig persistierender negativer Affektivität haben, steht bislang allerdings aus.

Bipolare affektive Störungen: Inwieweit bipolare Störungen, die eine stationäre Behandlung erforderlich machten, mit einem höheren oder einem niedrigeren Suizidrisiko als entsprechende unipolar verlaufende affektive Störungen einhergehen, ist unklar. Während sich beispielsweise in der Langzeituntersuchung von Angst et al. (2005) bipolar erkrankte Patienten deutlich seltener das Leben nahmen als unipolar Erkrankte (10,2 % vs. 17,5 %), fand sich in einer Untersuchung von Tondo, Lepri und Baldessarini (2007) eine dreimal so hohe Suizidrate bei bipolar im Vergleich zu unipolar erkrankten Personen (0,16 % vs. 0,05 % der Patienten pro Jahr). Darüber hinaus scheinen Suizidgedanken im Rahmen einer bipolaren Störung verbreiteter zu sein als im Rahmen einer unipolaren Depression (72 % vs. 39 %, Weinstock et al., 2009). Auch im Rahmen einer bipolaren affektiven Störung kommt es vor allem während schwerer depressiver Episoden zu Suiziden, Suizidversuchen und Suizidgedanken. Weniger häufig gehen gemischte affektive Episoden und durch Reizbarkeit charakterisierte manische Episoden und sehr selten euphorisch-manische, hypomane und euthyme Phasen mit suizidalem Verhalten einher.

Suizidmortalität bei schizophrenen Patienten 1,8–5,6 %

Schizophrenie: Die Lebenszeitsuizidmortalität schizophrener Personen wird auf 1,8 bis 5,6 % geschätzt (Palmer, Pankratz & Bostwick, 2005). Das Suizidrisiko schizophrener Patienten ist im ersten Jahr nach Erkrankungsbeginn am höchsten – entsprechend weisen psychotische Suizidenten ein geringeres Durchschnittsalter auf als Suizidopfer in der Allgemeinbevölkerung. In verschiedenen Untersuchungen zeigte sich, dass – im Unterschied zu Suiziden in der Allgemeinbevölkerung – ein höherer Intelligenzquotient und ein höherer Bildungsstand mit einem vergrößerten Suizidrisiko assoziiert sind (Carlborg et al., 2010). Es mag sein, dass diese Faktoren in besonderem Maße mit Bestürzung und Verlusterleben in Anbetracht der Diagnosestellung einhergehen. In diesem Sinne zeigte sich in verschiedenen Untersuchungen, dass das Ausmaß, in dem der Patient um seine Erkrankung, deren Behandlung und potenziellen Konsequenzen weiß, mit vermehrter Suizidalität assoziiert ist – allerdings nur dann, wenn dieses Bewusstsein mit vermehrter Hoffnungslosigkeit einhergeht. Im Rahmen einer metaanalytischen Untersuchung kommen Hawton und Kollegen (2005) zu dem Ergebnis, dass eine psychotische Negativsymptomatik (z. B. Anhedonie, Affektverflachung, Konzentrationsschwierigkeiten, Rückzugsverhalten) nicht mit einem erhöhten Suizidrisiko einhergeht. Die Befundlage zur Bedeutung positiver psychotischer Symptomatik (Halluzinationen, Wahn, Desorganisation) ist hingegen uneinheitlich: Während Hawton et al. (2005) – bei großer Heterogenität der Einzelbefunde – einen protektiven Einfluss von Wahnphänomenen und halluzinatorischem Erleben auf Suizide fanden, verweist eine andere Überblicksarbeit auf einen positiven Zusammenhang zwischen dem vermehrten Erleben von Positivsymptomatik und vollendeten Suiziden (Hor & Taylor, 2010). Im Vergleich zu anderen Risikofaktoren wie Depressivität, Hoffnungslosigkeit,

Agitiertheit, vorangegangenen Suizidversuchen scheint die psychotische Kernsymptomatik schizophrener Erkrankungen jedoch in geringerem Maße indikativ für ein erhöhtes Suizidrisiko zu sein. Wolfersdorf und Etzersdorfer (2011) verweisen schließlich darauf, dass bei schizophrenen Patienten das Erkennen akuter Suizidgefährdung aus verschiedenen Gründen extrem erschwert ist: So findet sich zum einen ein hoher Anteil von Patienten mit nicht kommunizierter Suizidalität, d.h. der Betreffende spricht nicht über suizidale Intentionen, obwohl direkt angesprochen, bzw. verneint Suizidalität und wiegt Therapeuten somit in scheinbarer Sicherheit. Zum anderen scheinen schizophrene Patienten zu spontanen, dann vielfach kaum vorhersehbaren suizidalen Handlungen zu neigen. Bei Anerkennung der Grenzen von Suizidprävention ist hier somit eine besondere Aufmerksamkeit für Zwischentöne geboten.

Nicht kommunizierte Suizidalität häufig

Suizidmortalität bei Alkoholabhängigkeit 7 %

Suchtmittelstörungen: Das lebenszeitbezogene Suizidrisiko von alkoholabhängigen Personen wird auf 7 % geschätzt (Inskip, Harris & Barraclough, 1998) und das Suizidrisiko opiatabhängiger Personen ist gegenüber der Allgemeinbevölkerung vierzehnfach erhöht (Darke & Ross, 2002). Über die Suizidprävalenz anderer Substanzabhängigkeiten sind keine verlässlichen Daten vorhanden. Der Missbrauch von Substanzen – insbesondere von Alkohol – scheint nicht mit einem erhöhten Suizidrisiko einherzugehen. Im Vergleich zur weiblichen Allgemeinbevölkerung ist insbesondere die Suizidrate alkoholabhängiger Frauen deutlich erhöht. Geschlechterübergreifend sind Suizide im Rahmen von Suchtmittelabhängigkeiten mit stärker ausgeprägtem Suchtverhalten, Vorliegen medizinischer Folgeprobleme, längerer Dauer der Abhängigkeitserkrankung und komorbidem Drogen- bzw. Alkoholmissbrauch assoziiert. Darüber hinaus stellen komorbide Depressionen und Hoffnungslosigkeit, genauso wie interpersonale (partnerschaftliche) Konflikte proximale Risikofaktoren für Suizide im Rahmen von Suchtmittelabhängigkeiten dar (Conner & Ilgen, 2011). Jenseits der Diagnose einer Alkoholabhängigkeit spielt der Konsum von Alkohol bei der Umsetzung von Suizidversuchen und Suiziden eine nicht zu unterschätzende Rolle, so sind etwa 37 % aller Suizidenten zum Zeitpunkt des Suizids alkoholisiert (Cherpitel, Borges & Wilcox, 2004). Auch gelegentlicher Suchtmittelkonsum sollte daher im Rahmen der Risikoabschätzung immer erfragt werden.

Persönlichkeitsstörungen: Über die gesamte Klasse der Persönlichkeitsstörungen hinweg wird das Lebenszeitsuizidrisiko auf 2 % geschätzt (Duberstein & Witte, 2009). Bei einem weitgehenden Fehlen verlässlicher Daten werden prononcierte Suizidraten für Personen beschrieben, die an einer antisozialen bzw. einer narzisstischen Persönlichkeitsstörung leiden (Links, Gould & Ratnayake, 2003). In Bezug auf die Borderline-Persönlichkeitsstörung (BPS) wird die lebenszeitliche Suizidmortalität auf 4 bis 4,8 % geschätzt (Duberstein & Witte, 2009). Etwa 70 % aller BPS-Patienten geben an, im Lauf ihres Lebens versucht zu haben, sich umzubringen. Neben selbstverletzendem und suizidalem Verhalten gelten Depressionen, impulsive Handlungsmuster und früh-

Suizidmortalität bei Borderline Persönlichkeitsstörung 4–4,8 %

kindlicher Missbrauch als Prädiktoren für vollendete Suizide. In einer fallkontrollierten Autopsiestudie unterschieden sich Borderline-Patienten, die durch einen Suizid verstarben von lebenden Borderline-Patienten insbesondere durch vermehrte Komorbidität mit einer antisozialen Persönlichkeitsstörung sowie aktueller und lebenszeitlicher Alkohol- und Drogenabhängigkeit. Darüber hinaus erwies sich das interaktive Zusammenwirken von Impulsivität und Aggressivität als prädiktiv für vollendete Suizide (McGirr, Paris, Lesage, Renaud & Turecki, 2007). Zu Suiziden scheint es im Rahmen der BPS zumeist erst im späteren Verlauf der Erkrankung und nach einer Geschichte unwirksamer Behandlungen zu kommen.

1.5 Diagnostische Verfahren und Dokumentationshilfen

Suizidalität muss immer in einem individuellen diagnostischen Gespräch abgeklärt werden. Gleichwohl können Fragebögen und Ratingskalen zum Screening von Suizidgedanken, zur Erfassung vergangener suizidaler Verhaltensweisen und zur Verlaufskontrolle eingesetzt werden und auf diese Weise das therapeutische Gespräch informieren und ergänzen. Während im angloamerikanischen Raum eine große Zahl von Verfahren existiert, liegen bislang nur einzelne, für den deutschsprachigen Raum validierte, diagnostische Instrumente vor (Forkmann, Teismann & Glaesmer, 2016). Im Folgenden wird auf einzelne international gebräuchliche Verfahren zur Einschätzung von aktueller und vergangener Suizidalität sowie suizidassoziierter Marker eingegangen.

1.5.1 Selbst- und Fremdbeurteilungsbögen

Die international gebräuchlichste Skala zur Erfassung von Suizidgedanken ist die *Beck Skala für Selbstmordgedanken* (Beck Scale for Suicide Ideation, BSSI; Beck & Steer, 1991; dt. Version: Kliem & Brähler, 2015). Die BSSI erfasst mit **BSSI** 19 Items Merkmale der Einstellung zu Leben und Tod (z. B. Wunsch zu leben, Wunsch zu sterben), Merkmale der Suizidgedanken bzw. -wünsche (z. B. Dauer, Häufigkeit, Einstellung zu diesen Gedanken), Merkmale des erwogenen Suizidversuchs (z. B. Verfügbarkeit der Methode, Gefühl, zu einem Suizid fähig zu sein) und Aspekte der Vorbereitung des tatsächlichen Versuchs (z. B. Abschiedsbrief geschrieben, letzte Handlungen in Erwartung des Todes vollzogen). Sämtliche Items werden auf einer Intensitätsskala von 0 bis 2 hinsichtlich ihres Zutreffens während der vergangenen Woche (und/oder zum Zeitpunkt der Krise/auf dem Höhepunkt der Krankheit) beantwortet. Bei einem möglichen Summenscore von 0 bis 38 gingen in einer prospektiven Langzeituntersuchung bereits Werte >2 mit einem 7-fach erhöhten Suizidrisiko einher (Brown et al., 2000). Der BSSI weist zufriedenstellende psychometrische Werte auf und existiert als Selbstbeurteilungs- und – weitgehend identisches – Fremdbeurteilungsinstrument (eine deutsche Version findet sich im Anhang von Beck et al., 1999). Alternativ zum BSSI lässt sich im klinischen Alltag – neben anderen Symptomfragebögen – beispielsweise auch das Suiziditem aus dem Beck Depressionsinventar II (BDI-II) zu Screeningzwecken verwenden.

Zur Erfassung suizidalen Verhaltens eignet sich der *Fragebogen zur Erfassung suizidalen Verhaltens* in seiner revidierten Form (SBQ-R; Suicide Behaviors Questionnaire-Revised; Osman et al., 2001; dt. Version: Glaesmer et al.,
SBQ-R 2018). Der SBQ-R umfasst insgesamt vier Items mit variierenden Antwortformaten: (1) Haben Sie jemals an einen Suizid gedacht oder versucht, sich umzubringen? (4 Antwortmöglichkeiten); (2) Wie oft haben Sie während des vergangenen Jahres darüber nachgedacht, sich umzubringen? (5 Antwortmöglichkeiten); (3) Haben Sie jemals einer anderen Person gesagt, dass sie sich (vielleicht) umbringen werden? (3 Antwortmöglichkeiten); (4) Für wie wahrscheinlich halten Sie es, dass Sie irgendwann versuchen werden, sich umzubringen? (7 Antwortmöglichkeiten). In klinischen Stichproben differenzieren Werte ≥ 8 zwischen Patienten mit einer bzw. ohne eine Vorgeschichte suizidalen Verhaltens. Der Fragebogen lässt sich aufgrund seiner Kürze gut als Screening-Instrument im klinischen Alltag einsetzen.

Das *Reasons for Living Inventory* (RFL; Linehan et al., 1983; dt. Kurzfassung: Cwik et al., 2017) erfasst mit 48 Items Gründe, keinen Suizid zu begehen (z. B. „Ich glaube nicht, dass meine Lebensumstände so erbärmlich oder hoffnungslos werden, dass ich lieber tot wäre"; „Meine Familie könnte glauben, dass
RFL ich sie nicht geliebt habe"). Jeder Grund kann von 1 (überhaupt nicht wichtig) bis 6 (sehr wichtig) bewertet werden. Die Items verteilen sich auf insgesamt sechs Subskalen: Überzeugungen bezüglich dem eigenen Überleben und Bewältigungsüberzeugungen *(Survival and Coping Beliefs);* Verantwortung für die Familie *(Responsibility to Family);* Sorge um Kinder *(Child-Related Concerns);* Furcht vor einem Suizid *(Fear of Suicide);* Furcht vor sozialer Ablehnung *(Fear of Social Disapproval)* und moralische Vorbehalte *(Moral Objections).* Das RFL weist zufriedenstellende psychometrische Werte auf und kann Patienten dabei helfen, persönlich relevante Gründe weiterzuleben, zu erkennen bzw. wieder zu erinnern – insofern kann sich der Einsatz des Verfahrens im klinischen Alltag lohnen.

Vor dem Hintergrund der vielfältigen Prädiktoren suizidalen Verhaltens können schließlich diverse Verfahren zur Erfassung suizidrelevanter Faktoren und Befindlichkeiten herangezogen werden. Hervorgehoben seien an dieser
BHS, INQ, GCSQ Stelle die *Beck Hoffnungslosigkeitsskala* (BHS; Beck & Steer, 2016) zur Erfassung einer generalisiert negativen Erwartung über sich selbst und das zukünftige Leben, der *Interpersonal Needs Questionnaire* (INQ; Forkmann & Glaes-

mer, 2013), zur Erfassung der Wahrnehmungen, eine Last für andere und nicht Teil einer wertgeschätzten sozialen Gruppe zu sein, sowie der German Capability for Suicide Questionnaire (GCSQ; Wachtel & Teismann, 2015) zur Erfassung von Furchtlosigkeit vor Schmerz, Sterben und Tod.

1.5.2 Interviewverfahren

Interviewverfahren zur Erfassung bestehender Suizidalität ermöglichen eine strukturierte Form der Risikoabschätzung, die sicherstellt, dass auch im Kontext therapeutenseitiger Ängste und Unsicherheiten indikationsrelevante Informationen erhoben werden. Das von Jobes (2016) entwickelte Verfahren des „Collaborative Assessment and Management of Suicidality (CAMS)“ hat diesbezüglich in den letzten Jahren zunehmende Bedeutung gewonnen. In Abkehr von der klassisch-medizinischen Befunderhebung mit einem fragenden Experten und einem antwortenden Betroffenen propagiert Jobes (2016) die gemeinschaftliche Abschätzung der aktuellen Suizidalität und die gemeinschaftliche Behandlungsplanung. Im wörtlichen Sinne empfiehlt er, sich im Rahmen der Risikoabschätzung neben den Patienten zu setzen und gemeinsam die „Suicide Status Form“ (SSF) als zentrales verfahrensspezifisches Diagnostikinstrument zu bearbeiten. Die Bearbeitung der SSF leitet Jobes (2016) ein, indem er, ausgehend von Hinweisen auf suizidales Erleben, darauf verweist, dass er gerne eine sorgfältige Erhebung des psychischen Schmerzes und emotionalen Leidens vornehmen würde. Erst danach wird um die Erlaubnis gebeten, sich neben den Patienten zu setzen, um gemeinsam die SSF zu bearbeiten.

CAMS – SSF

Therapeut setzt sich während des Interviews neben den Patienten

Die aktuelle Fassung der SSF untergliedert sich in vier Sektionen zur Abschätzung des gegenwärtigen Suizidrisikos und zur Behandlungsplanung (SSF-III Initial Session): In Sektion A wird der Patient gebeten, auf jeweils 5-stufigen Skalen (1 = gering ausgeprägt bis 5 = sehr stark ausgeprägt) einzuschätzen, wie sehr er gegenwärtig psychischen Schmerz, akuten Stress, Spannung und Erregung, Hoffnungslosigkeit und Selbsthass erlebt. Zudem wird er gebeten, einzuschätzen, als wie hoch er selbst sein aktuelles Suizidrisiko einschätzt (1 = extrem niedrig/werde mich nicht umbringen bis 5 = extrem hoch/werde mich umbringen). Es folgen zwei Fragen, in denen der Patient gebeten wird, anzugeben, ob die gegenwärtige Suizidalität mit Gedanken und Gefühlen gegenüber der eigenen Person oder anderen Personen zusammenhängt. Schließlich wird der Patient gebeten, Gründe zu leben und Gründe zu sterben in freier Form aufzulisten und hinsichtlich ihrer Bedeutung zu gewichten, um sodann auf einer achtstufigen Skala einzuschätzen, wie stark ausgeprägt der derzeitige Wunsch zu leben und wie stark ausgeprägt der Wunsch zu sterben ist. Als letztes Item der Sektion A wird der Patient gebeten zu sagen, welche „eine Sache“ (oder: was genau) ihm helfen würde, sich nicht mehr suizidal zu füh-

CAMS – Sektion A

len. Der Therapeut begleitet den Patienten bei der Bearbeitung von Sektion A, indem er Fragen des Patienten beantwortet und durch gezielte Fragen zur Klärung der Patientenangaben beiträgt. Die Sektion A der SSF vereint in eklektischer Form Inhalte, die im Rahmen verschiedener theoretischer Ansätze bzw. empirischer Untersuchungen als bedeutsam gelten. Die psychometrische Güte der ersten sechs Items der Sektion A (SSF core assessement) erwies sich als zufriedenstellend.

CAMS – Sektion B

In der Sektion B führt der Therapeut eine Fremdbeurteilung durch: Eingeschätzt werden vierzehn Risikofaktoren für Suizide, wie u.a. das Vorliegen eines Suizidplans, der Zugang zu letalen Mitteln, vergangene Suizidgedanken und Suizidversuche, Verlusterfahrungen, Probleme mit dem Gesetz, Schamerleben usw. Während der Einschätzung bleibt der Therapeut neben dem Patienten sitzen und klärt im Gespräch das Vorliegen bzw. die Ausprägung der verschiedenen Risikofaktoren ab. Im Schnitt dauert die Bearbeitung der Sektionen A und B ungefähr 30 Minuten. Basierend auf den Antworten in Sektion A und B werden in Sektion C mögliche Behandlungsziele, Behandlungsschritte und die für die Teilprobleme einzuplanende Sitzungszahl mit dem Patienten besprochen und festgelegt. Als zentrale Behandlungsstrategien nennt Jobes (2016) die Sicherstellung letaler Suizidmittel, die Erstellung eines Notfallplans bzw. einer Bewältigungskarte, die Förderung sozialer Unterstützung und behavioraler Aktivierung. Die verschiedenen Strategien werden in Kapitel 4 ausführlich beschrieben. Bevor sowohl der Patient als auch der Therapeut den Behandlungsplan unterschreiben, muss noch beantwortet werden, ob der Patient den Behandlungsplan versteht und sich diesem verpflichtet fühlt und ob sich der Patient in unmittelbarer Suizidgefahr befindet. Sektion D wird schließlich vom Therapeuten alleine ausgefüllt. Im Sinne einer sorgfältigen Sitzungsdokumentation werden der psychopathologische Befund, gegenwärtige Störungsdiagnosen, das generelle Suizidrisiko und Bemerkungen zum Fall vermerkt.

CAMS – Sektion C

SSF-III TF

Zur Dokumentation der folgenden Sitzungen liegt eine Kurzfassung der SSF, die sogenannte „SSF-III Suicide Tracking Form“ (SSF-III TF), vor. Neben einem zu Beginn jeder Folgesitzung vorzunehmenden Rating von psychischem Schmerz, Stress, Spannung und Erregung, Hoffnungslosigkeit, Selbsthass und aktuellem patientengeschätzten Suizidrisiko muss der Therapeut auch das Vorliegen von suizidalen Gedanken, Gefühlen und Verhaltensweisen dokumentieren. Insbesondere in der ersten Folgesitzung sollte sich der Therapeut erneut neben den Patienten setzen, während die Ratings vorgenommen werden. Am Ende jeder der Folgesitzungen wird – unter Zuhilfenahme der SSF-III TF – der weitere Behandlungsplan festgelegt und besprochen. Wurden in drei aufeinanderfolgenden Sitzungen keine Hinweise auf fortbestehende Suizidalität ausgemacht, kann das suizidalitätsbezogene Behandlungsergebnis in der „SSF-III Tracking Outcome Form“ dokumentiert werden.

Mit den verschiedenen Varianten der „Suicide Status Form“ bietet sich dem Praktiker ein Instrument, das gleichermaßen zur Risikoabschätzung, Behandlungsplanung und Sitzungsdokumentation eingesetzt werden kann. Verschiedene Untersuchungen verweisen zudem auf den therapeutischen Nutzen der SSF bzw. des CAMS-Ansatzes im ambulanten und stationären Setting (siehe Kapitel 4.9).

2 Störungstheorien und -modelle

Entstehungshypothesen suizidalen Verhaltens lassen sich vereinfacht biologischen, soziologischen und psychologischen Modellvorstellungen zuordnen. Insbesondere in den letzten Jahren kam es zur Ausarbeitung und empirischen Überprüfung einer ganzen Reihe von theoretischen Modellen (O'Connor & Nock, 2014). Im Folgenden wird nur auf eine Auswahl verschiedener psychologischer Entstehungsmodelle eingegangen, welche für die Klinik und Behandlung von Suizidgedanken und Suizidversuchen sowie für das Verständnis von Suiziden in besonderem Maße bedeutsam erscheinen. Die Darstellung soll es dem Praktiker ermöglichen, relevante Suchräume für das Verständnis suizidalen Erlebens zu identifizieren, um auf dieser Basis eine Risikoabschätzung und Behandlungsplanung vornehmen zu können. Im Einzelnen wird auf das kognitive Modell suizidaler Handlungen (Wenzel & Beck, 2008), die interpersonale Theorie suizidalen Verhaltens (Joiner, 2005) und das integrativ motivational-volitionale Modell suizidalen Verhaltens (O'Connor, 2011) eingegangen. Abschließend werden Befunde zu genetischen Faktoren und Aspekten gestörter Neurotransmission im Kontext von suizidalen Handlungen skizziert.

2.1 Kognitives Modell suizidaler Handlungen

Dysfunktionale Kognitionen und kognitive Prozesse als zentrale Risikofaktoren

Dysfunktionale Kognitionen und kognitive Prozesse gelten im kognitiven Modell von Wenzel und Beck (2008) als zentrale Risikofaktoren für suizidales Verhalten. Die Autoren betonen dabei insbesondere die Bedeutung habitueller Hoffnungslosigkeit („Mein Leben wird sich nie zum Guten wenden“) und der Überzeugung, vorhandene Belastungen nicht länger aushalten zu können (Unaushaltbarkeit: „Ich kann diesen Zustand nicht länger ertragen“) für die Entwicklung von Suizidgedanken und suizidalem Verhalten. Während Hoffnungslosigkeit v. a. im Rahmen geplanten suizidalen Verhaltens von Bedeutung sein soll, vermuten die Autoren, dass Unaushaltbarkeits-Überzeugungen im Kontext von impulsiv umgesetzten Suizidversuchen und Suiziden von Bedeutung sind. Im Sinne eines Diathese-Stress-Modells gehen die Autoren davon aus, dass dispositionelle Vulnerabilitätsfaktoren – insbesondere Impulsivität, Problemlösedefizite, Perfektionismus sowie Schwierigkeiten im Abruf spezifischer Erinnerungen (overgeneral memory) – allein oder in Interaktion mit externen Stressoren bzw. vor dem Hintergrund psychopathologisch relevanter Schemata zur Aktivierung entsprechender suizidrelevanter Schemata führen.

Aufschaukelungsprozess: Hoffnungslosigkeit, selektive Aufmerksamkeit, attentionale Fixation

Ist es einmal zur Aktivierung suizidrelevanter Schemata gekommen, vermuten Wenzel und Beck (2008) einen wechselseitigen Aufschaukelungsprozess von akuter Hoffnungslosigkeit, selektiver Aufmerksamkeit für suizidrelevante Stimuli und einem Zustand attentionaler Fixation. Letzteres meint dabei einen Zustand kognitiver Einengung/Dekonstruktion, in dem Betroffene vom Gedanken an einen Suizid als einzige Lösung für ihre Probleme beherrscht, verwirrt und unfähig zu rationalem Denken sind. Infolge zunehmender Hoffnungslosigkeit würden suizidale Gedanken immer wahrscheinlicher, und in Abhängigkeit von Dauer, Schwere und Intensität dieser Gedanken komme es – nach Überschreiten eines individuellen Schwellenwertes – zu suizidalen Handlungen (vgl. Abbildung 3). Wenzel und Beck (2008) vermuten, dass der Übergang von Suizidgedanken zu Suizidhandlungen von individuellen Vorerfahrungen mit Stress, Schmerz und Verletzungen sowie von dispositionellen Faktoren wie beispielsweise der persönlichen Resilienz abhängig ist.

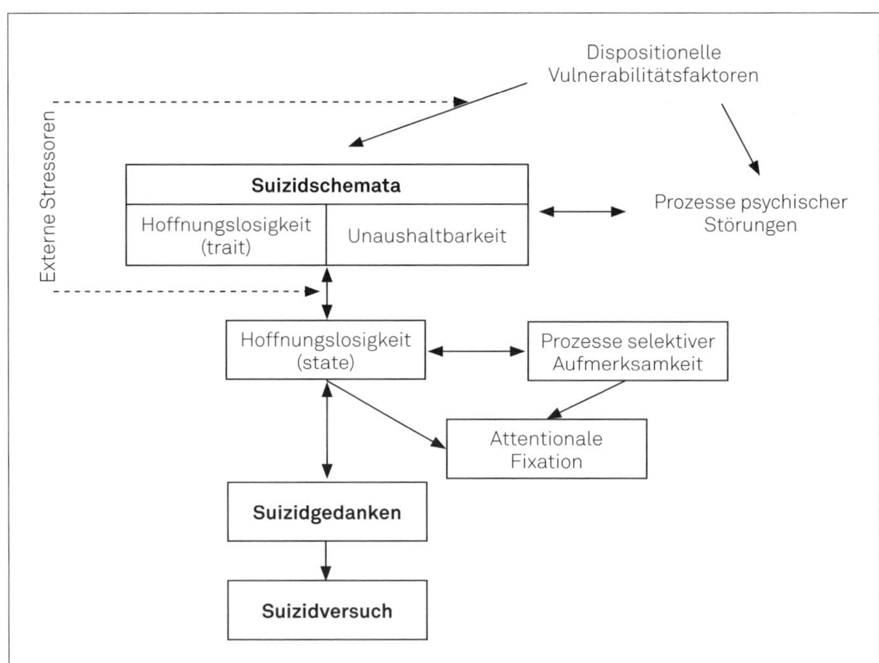

Abbildung 3: Kognitives Modell suizidalen Verhaltens

Verschiedene Annahmen des kognitiven Modells suizidalen Verhaltens werden durch empirische Untersuchungen gestützt. So verweisen eine große Zahl an Studien auf die zentrale Rolle von Hoffnungslosigkeit als Risikofaktor für Suizidalität und vollendete Suizide. In weiteren Studien fanden sich Assoziationen zwischen Problemlösedefiziten, Impulsivität, Perfektionismus und verschiedenen Facetten suizidalen Verhaltens. Darüber hinaus zeigte sich in einzelnen Studien, dass ehemals suizidale Personen eine selektive Aufmerksamkeitszuwendung zu suizidbezogenen Stimuli zeigen bzw. sie schlechter inhibieren können und darüber hinaus Merkmale eines übergeneralisierten Gedächtnisstils aufweisen (Wenzel et al., 2009). Untersuchungen zum Zusammenspiel der verschiedenen Modellkomponenten stehen bislang aus – wie auch die prädiktive Bedeutung des kognitiven Modells für vollendete Suizide empirisch noch nicht untersucht wurde. Kritisch lässt sich schließlich anmerken, dass das Modell zwischen Personen, die einen Suizid erwägen, und solchen, die ihn tatsächlich versuchen oder umsetzen, nicht ausreichend differenzieren kann. Genau dieses Ziel verfolgt die interpersonale Theorie suizidalen Verhaltens von Joiner (2005).

Empirische Befunde

2.2 Interpersonale Theorie suizidalen Verhaltens

Im Rahmen der Interpersonalen Theorie suizidalen Verhaltens geht Joiner (2005) davon aus, dass das gemeinsame Auftreten zweier psychologischer Zustände – nämlich der Wahrnehmung, nicht Teil einer wertgeschätzten Gruppe zu sein (thwarted belongingness), und des Eindrucks, für andere eine Belastung darzustellen (perceived burdensomeness) – assoziiert ist mit dem Wunsch, sich das Leben zu nehmen. Zu suizidalem Verhalten soll es aber erst dann kommen, wenn der Wunsch zu sterben mit der Befähigung (capability for suicide) sich zu suizidieren (vgl. Abbildung 4) einhergeht. Der Theorie zufolge sind perceived burdensomeness, thwarted belongingness und capability for suicide proximale, kausale und interagierende Risikofaktoren, deren Vorhandensein eine zwingende Voraussetzung dafür darstellt, dass eine Person den Wunsch und die Fähigkeit zum Suizid entwickelt.

Perceived Burdensomeness

Perceived burdensomeness bezieht sich auf die subjektive Überzeugung, dass die eigene Existenz für Familie, Freunde und/oder die Gesellschaft eine Last darstellt (Joiner, 2005). Diese Beurteilung kann sich zu der Ansicht steigern, dass der eigene Tod eine (erwünschte) Erleichterung für das Umfeld darstellen würde. Eine entsprechende Einschätzung drückt sich beispielsweise im Abschiedsbrief des Musikers Kurt Cobain aus, wenn er in Bezug auf seine Tochter schreibt: „[...] for Frances for her life, which will be so much happier without me". Van Orden et al. (2010) gehen davon aus, dass der Ein-

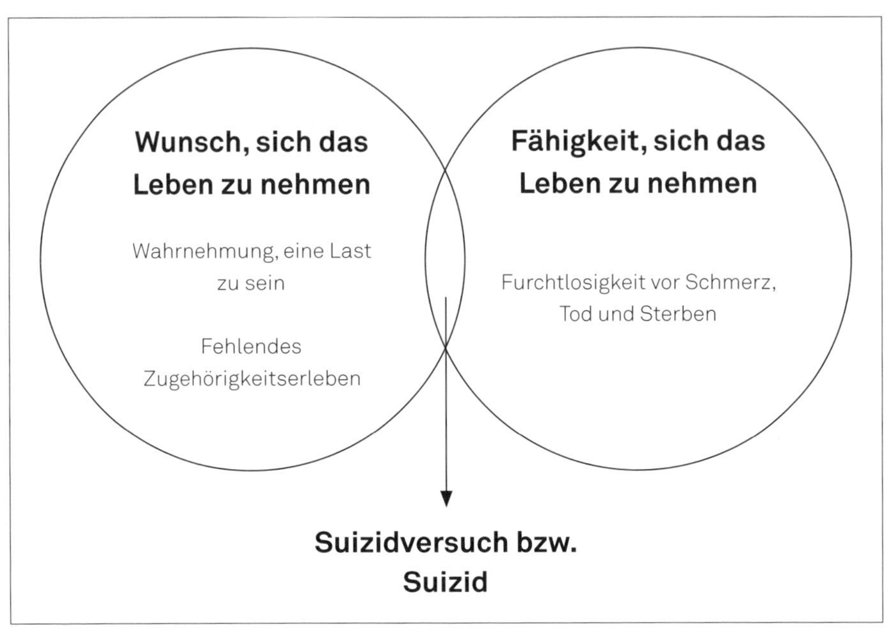

Abbildung 4: Interpersonale Theorie suizidalen Verhaltens

druck, eine Last für andere zu sein, eine zentrale Quelle für das Auftreten passiver Suizidgedanken ist – besonders dann, wenn Betroffene den Eindruck gewinnen, dass andere nicht nur vorübergehend durch sie belastet sind, sondern dass dieser Zustand ein permanenter sein wird. *Thwarted belongingness* – als zweites zentrales Konstrukt der Interpersonalen Theorie – meint den Eindruck, von anderen entfremdet zu sein, nicht Teil einer wertgeschätzten Gruppe, einer Familie und/oder eines Freundeskreises zu sein. Joiner (2005) betont, dass die Frustration dieses speziellen interpersonalen Bedürfnisses von zwingender Bedeutung für die Entwicklung suizidaler Wünsche sei: Ist das Bedürfnis nach Zugehörigkeit hingegen erfüllt, soll dies einen Suizid verhindern können, selbst wenn der Betroffene sich als Last für andere wahrnimmt und die Fähigkeit zum Suizid besitzt. Im Sinne dieser Annahme gilt soziale Isolation als einer der stärksten und reliabelsten Prädiktoren von Suizidgedanken, Suizidversuchen und Suiziden über die Lebensspanne, während verschiedene Indizes, die das Erleben von Zugehörigkeit vermuten lassen (z. B. Elternschaft, Partnerschaft), mit einer geringeren Suizidrate assoziiert sind (vgl. Kapitel 1.2.2).

Thwarted Belongingness

Capability for Suicide – die der Interpersonalen Theorie zufolge zwischen denen differenziert, die beim Wunsch zu sterben verharren, und jenen, die diesen Wunsch in die Tat umsetzen – bezeichnet die Fähigkeit, den Schmerz und die Angst, die mit einer Selbsttötung verbunden sind, ertragen zu können. Joiner (2005) postuliert, dass nur die, die eine erhöhte Toleranz für phy-

Capability for Suicide

sischen Schmerz und eine herabgesetzte Angst vor dem Tod haben, die Fähigkeit besitzen, sich tatsächlich selbst umzubringen. Ferner nimmt er an, dass diese Furchtlosigkeit vor Schmerz und Tod u.a. durch Habituationserfahrungen und die Aktivierung gegenläufiger Prozesse („opponent processes") in Reaktion auf die wiederholte Exposition mit körperlich schmerzhaften und/oder angsteinflößenden Ereignissen erworben werden kann: in Folge wiederholter Erfahrungen mit wesenhaft schmerzvollen und/oder angstauslösenden Ereignissen (z.B. Selbstverletzungen) sollen diese ihren bedrohlichen Charakter verlieren. Die Theorie geht davon aus, dass der direkteste Weg zum Erwerb von Capability in der wiederholten Durchführung von suizidalen Verhaltensweisen, wie Suizidversuchen, Probehandlungen und mentaler Simulation eines Suizids, besteht. Daneben werden jedoch auch Erfahrungen wie körperlichem und sexuellem Missbrauch, Kriegseinsätzen sowie anderen schmerzhaften und/oder angstaktivierenden Ereignissen (z.B. nicht suizidale Selbstverletzung, intravenöse Drogenapplikation) Bedeutung hinsichtlich des Erwerbs von Capability beigemessen. Im Sinne der theoretischen Annahmen lassen sich Studien verstehen, die zeigen, dass u.a. vergangene Suizidversuche, selbstverletzendes Verhalten und körperlicher und sexueller Missbrauch in der Kindheit mit einem erhöhten Suizidrisiko assoziiert sind. Mittlerweile wird davon ausgegangen, dass es auch dispositionelle Unterschiede in der Capability for Suicide gibt.

Empirische Befunde

Die Annahmen der Interpersonalen Theorie suizidalen Verhaltens konnten mittlerweile in einer ganzen Reihe von Untersuchungen gestützt werden (Chu et al., 2017). So zeigte sich in diversen Untersuchungen, dass Suizidgedanken und Suizidversuche mit Ausmaß und Zusammenwirken von perceived burdensomeness, thwarted belongingness und capability for suicide assoziiert sind – und dies in verschiedenen Stichproben, unter Anwendung verschiedener Messverfahren und unter statistischer Kontrolle relevanter Risikofaktoren wie Alter, Geschlecht, Depressivität und Hoffnungslosigkeit. Einschränkend ist allerdings zu erwähnen, dass es sich bei den bisherigen Studien weitgehend um Querschnittsuntersuchungen handelt – es lässt sich somit bislang nicht sagen, ob perceived burdensomeness, thwarted belongingness und capability tatsächlich Risikofaktoren für Suizidalität, Epiphänomene suizidaler Wünsche und Verhaltensweisen oder Folgeerscheinungen vergangener Suizidalität darstellen. Hier bedarf es weiterer längsschnittlich angelegter Untersuchungen.

2.3 Integratives motivational-volitionales Modell suizidalen Verhaltens

Moderatoren der suizidalen Entwicklung

Im integrativen motivational-volitionalen Modell suizidalen Verhaltens geht O'Connor (2011), davon aus, dass es dann zu Suizidgedanken und suizida-

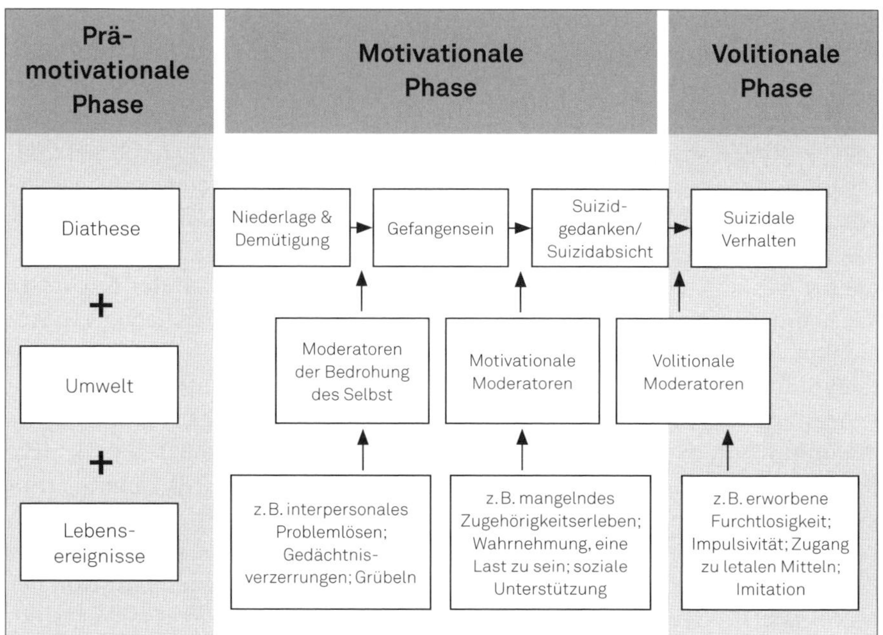

Abbildung 5: Integriertes motivational-volitionales Modell suizidalen Verhaltens

lem Verhalten kommt, wenn Personen in Folge von niederschmetternden und/oder demütigenden Geschehnissen sich selbst als hilflos und gefangen in einer nicht auflösbaren Lebenssituation erleben. Entscheidend für das Modell ist die Annahme, dass die Übergänge von (a) der Bewertung eines Erlebnisses als niederschmetternd/demütigend (defeat) zum Eindruck des Gefangenseins, (b) vom Eindruck des Gefangenseins (entrapment) hin zu Suizidgedanken und (c) von Suizidgedanken hin zu suizidalen Handlungen durch diverse Moderatoren – also Faktoren, die die suizidale Entwicklung hemmen oder fördern – determiniert werden. Schließlich geht O'Connor (2011) davon aus, dass sich die Entwicklung suizidaler Handlungen in einem breiteren bio-psychosozialen Kontext vollzieht, der durch das Vorhandensein relevanter Vulnerabilitäten, Umweltfaktoren und Lebensereignisse gekennzeichnet ist. Während das Modell in besonderem Maße auf Kernannahmen des sogenannten „Arrested flight"-Modells von Williams (2001) zurückgreift, schafft die Einbindung verlaufsmoderierender Faktoren einen konzeptionellen Rahmen, innerhalb dessen sich zentrale Annahmen anderer Suizidtheorien und diverse empirische Befundmuster zu einem kohärenten Entwicklungsmodell suizidalen Verhaltens zusammenfügen lassen (vgl. Abbildung 5).

„Arrested-flight" Modell

Im Einzelnen nimmt O'Connor (2011) nun an, dass der Eindruck des Gefangenseins (entrapment) nicht zwangsläufige Folge von belastenden und kränkenden Ereignissen sein muss, sondern die Entwicklung vom einen zum anderen durch Faktoren, die darüber bestimmen, ob sich eine Person in ihrem Selbst bedroht fühlt, moderiert werden. Zu diesen moderierenden Faktoren werden u. a. fehlende Problemlösefähigkeiten, das Ausmaß, in dem Schwierigkeiten im Abruf spezifischer Erinnerungen (overgeneral memory) problemlösendes Denken erschweren, sowie die habituelle Grübelneigung gezählt – samt und sonders Faktoren, die die Wahrscheinlichkeit erhöhen, dass Betroffene keine Lösung für bestehende Probleme entwickeln können und sich zunehmend hilflos und gefangen fühlen. Als motivationale Moderatoren bezeichnete Faktoren sollen sodann darüber entscheiden, ob sich aus dem Eindruck des Gefangenseins Suizidwünsche, -ideen und -intentionen entwickeln. Unter den motivationalen Moderatoren subsumiert O'Connor (2011) den Eindruck, eine Last für andere zu sein, die Wahrnehmung, nicht Teil einer wertgeschätzten Gruppe zu sein, Hoffnungslosigkeit bzw. das Fehlen positiver Gedanken über die Zukunft, fehlende Beschäftigung mit Zielen und mangelnde soziale Unterstützung. Eingebettet in einen anderen konzeptionellen Rahmen werden hier also zentrale Konstrukte des kognitiven Modells und der interpersonalen Theorie suizidalen Verhaltens hinsichtlich ihrer Bedeutung für das Aufkommen lebensmüder Gedanken aufgegriffen. Der Übergang von Suizidgedanken zu suizidalen Handlungen und damit der Übergang von einer motivationalen zu einer volitionalen Handlungsphase ist dem Modell zufolge schließlich abhängig von weiteren moderierenden Bedingungen:

Modell ist offen für die Integration verschiedenster Risikofaktoren

Wiederum unter Rückgriff auf die Interpersonale Theorie suizidalen Verhaltens nimmt O'Connor (2011) dabei an, dass das Vorliegen von Furchtlosigkeit vor Schmerz, Sterben und Tod eine zentrale Bedingung dafür darstellt, ob Suizidgedanken in suizidale Handlungen umgesetzt werden. Darüber hinaus gelten die Verfügbarkeit von letalen Mitteln, Impulsivität und das Wissen um andere, die sich das Leben genommen haben, als Beispiele für Faktoren, die die Umsetzung von Suizidgedanken erleichtern sollen. Während das Modell in besonderem Maße die Bedeutung von überwältigenden und/oder demütigenden Erlebnissen und das Gefühl des Gefangenseins für die Entwicklung suizidalen Erlebens und Verhaltens hervorhebt, ist es offen für die Integration diverser psychosozialer und biologischer Risikofaktoren und bietet damit einen hilfreichen Beschreibungs- und Verstehensrahmen suizidaler Krisen. Erste Untersuchungen stützen zentrale Annahmen des Modells (O'Connor & Kirtley, 2018).

Fazit

Die beschriebenen theoretischen Modelle heben unterschiedliche psychosoziale Variablen hervor, die in der Risikoabschätzung, in der Krisenintervention und in der Behandlung chronischer Suizidalität besondere Beachtung erfahren sollten: Hoffnungslosigkeit, Unaushaltbarkeits-Überzeugungen, kognitive Einengung, soziale Isolation, das Gefühl eine Last für andere zu sein, Furchtlosigkeit vor Schmerz, Sterben und Tod sowie der Eindruck einer Situation hilflos ausgeliefert zu sein. Vor dem Hintergrund der derzeitigen Studienlage und des vergleichsweise heterogenen Verlaufs suizidaler Krisen kann keines der Modelle alleinige oder gar absolute Gültigkeit beanspruchen. Vielmehr definieren alle Modelle relevante Suchräume. Es obliegt dem Praktiker suizidale Entwicklungen im Licht der verschiedenen Modellannahmen zu betrachten und jene Determinanten suizidalen Erlebens therapeutisch anzugehen, denen im individuellen Fall die größte Bedeutung beigemessen werden kann.

2.4 Genetische Faktoren

Genetische Transmission von Suiziden und Suizidversuchen

Adoptions-, Zwillings- und Familienstudien verweisen auf eine genetische Transmission von Suiziden und Suizidversuchen (Brent & Mann, 2005). In einer frühen Studie zum Thema untersuchten Schulsinger, Kety, Rosenthal und Wender (1979) die Suizidraten der biologischen und der Adoptivfamilien von 57 Adoptivkindern, die sich das Leben genommen hatten. Zusätzlich wurde die familiäre Suizidrate einer entsprechenden Zahl von gematchten Kontrollpersonen erhoben. In der Gruppe der biologischen Familie der Suizidanten starben zwölf von 269 Personen an einem Suizid. In der Kontrollgruppe starben im Gegensatz nur zwei Personen an einem Suizid und in der Gruppe der Adoptiveltern starb niemand an einem Suizid. Das sechsfach erhöhte Suizidrisiko in der Gruppe der biologischen Verwandten und das Fehlen von Suiziden in der Gruppe der Adoptivfamilien verweisen deutlich auf einen genetischen Einfluss.

Zwillingsstudien

Im Rahmen von Zwillingsstudien konnte des Weiteren gezeigt werden, dass die Konkordanzrate von suizidalem Verhalten bei monozygotischen Zwillingen – von denen einer sich das Leben genommen hat – gegenüber den entsprechenden Raten dizygotischer Zwillinge deutlich erhöht ist: 18 % vs. 0,7 % (Roy & Segal, 2001). Die genetische Transmission scheint dabei nicht ausschließlich über die Transmission psychopathologischer Syndrome wie Depression, Substanzmissbrauch, Trauma und Persönlichkeitsproblemen zu erfolgen.

Familienstudien

In Familienstudien zeigte sich schließlich in großer Übereinstimmung und nach statistischer Kontrolle psychischer Störungen und anderer Risikofaktoren eine familiäre Aggregation von Suizidversuchen und Suiziden. Tsuang (1983) konnte beispielsweise zeigen, dass die Suizidsterblichkeit von Angehörigen ersten Grades eines psychisch erkrankten Suizidanten bei 7,9 % lag – im Vergleich dazu fand sich eine Rate von 2,1 % bei Angehörigen von psychisch erkrankten Personen, die nicht an einem Suizid verstorben sind, und eine Rate von 0,3 % in einer nicht psychiatrischen Kontrollgruppe. Brent und Mann (2005) mutmaßen, dass die familiäre Transmission suizidalen Verhaltens über die Vererbung einer Tendenz zu impulsiv-aggressivem Verhalten vermittelt wird, also der Tendenz, feindselig auf Frustrationen oder Provokationen zu reagieren.

Abschließend sei darauf hingewiesen, dass eine genetische Transmission suizidalen Verhaltens sehr gut belegt ist; nahe Angehörige eines Suizidanten somit möglicherweise auch ein erhöhtes Suizidrisiko in sich tragen. Gleichwohl ist ein zwei- bis fünffach erhöhtes Suizidrisiko – vor dem Hintergrund der geringen Prävalenz von Suiziden in der Allgemeinbevölkerung (0,01 %) – nicht mit einem hohen Risiko gleichzusetzen.

2.5 Gestörte Neurotransmission

Dysfunktionen im serotonergen System wurden vielfach mit suizidalem Verhalten in Verbindung gebracht. Sehr konsistent zeigte sich hierbei, dass geringe Konzentrationen des Serotonin-Metaboliten 5-Hydroxyindolessigsäure (5-HIAA) im cerebrospinalen Liquor mit dem störungsübergreifenden Auftreten von Suizidversuchen und Suiziden assoziiert sind. Personen mit niedrigerem 5-HIAA Spiegel nutzen zudem Methoden höherer Letalität bei der Umsetzung von Suizidversuchen und Suiziden (Åsberg, 1997). In einer Metaanalyse prospektiver Studien, zeigte sich des Weiteren, dass geringe 5-HIAA Konzentrationen nicht nur querschnittlich mit suizidalem Verhalten assoziiert sind, sondern prädiktive Bedeutung für den Vollzug von Suiziden besitzen (Mann et al., 2006). Obduktionsergebnisse an Gehirnen von Suizidopfern weisen schließlich genauso auf eine herabgesetzte Serotoninaktivität hin, wie Untersuchungen in denen Probanden der Serotoninagonist Fenfluramin verabreicht wurde. Der Zusammenhang zwischen niedriger Serotoninaktivität und Suizidalität erklärt sich dabei nicht durch das Vorliegen einer komorbiden depressiven Störung, sondern wird vielmehr mit einer serotoninabhängigen Zunahme aggressiven und impulsiven Verhaltens in Verbindung gebracht (Mann & Currier, 2011).

Niedriger 5-HIAA Spiegel

Während Dysregulationen des noradrenergen und dopaminergen Systems nur in geringerem Maße mit suizidalem Verhalten assoziiert zu sein scheinen (Lester, 1992), verweisen Untersuchungen mit dem Dexamethason-Suppressionstest konsistent auf die Bedeutung einer Dysregulation des Hypothalamus-Hypophysen-Nebennierenrinden (HHN) Systems für suizidales Verhalten. Beim Dexamethason-Suppressionstest wird das externe Glucocorticoid Dexamethason verabreicht, worauf es bei Gesunden zu einem signifikanten Abfall des Cortisolblutspiegels kommt. Das Ausbleiben dieser Cortisolsuppression erwies sich in einer Reihe von prospektiven Stu-

Dexamethason-Suppressionstest

dien hingegen als prädiktiv für vollendete Suizide (Mann et al., 2006). Frühes und chronisches Stresserleben konnte vielfach mit einer solchen Hyperaktivität der HHN-Achse in Verbindung gebracht werden. Untersuchungen verweisen zudem darauf, dass einige der Dysregulationen im serotonergen System durch die Hyperaktivität der HHN-Achse mediiert oder moderiert werden (Mann & Currier, 2011).

Fazit

Die Befunde zu genetischen und physiologischen Aspekten suizidalen Verhaltens verweisen darauf, dass Personen eine spezifische Vulnerabilität für suizidales Erleben und Verhalten aufweisen können. Informationen zu Suizidversuchen und Suiziden in der Familie können – im Rahmen der Risikoabschätzung – einen Verdacht auf entsprechende Vulnerabilitäten begründen. Grundsätzlich ist jedoch davor zu warnen, suizidales Verhalten als einen rein biologisch determinierten Prozess zu verstehen.

3 Diagnostik und Indikation

3.1 Allgemeine Hinweise zur Risikoabschätzung

Ein Ziel eines jeden Kontaktes mit einem potenziell suizidgefährdeten Klienten besteht darin, zu einer Einschätzung der aktuellen oder anhaltenden Gefährdung zu kommen, um auf dieser Basis eine Entscheidung über das weitere Vorgehen – insbesondere das Behandlungssetting (ambulante vs. stationäre Behandlung) – zu treffen. Die Vermutung, ein Klient könne sich in einer suizidalen Krise befinden, sollte ihm gegenüber immer direkt, offen und mit konkreten Worten angesprochen werden. Es ist ein Mythos anzunehmen, dass man Patienten auf die Idee bringt sich umzubringen, wenn man sie auf Suizidgedanken und -pläne anspricht – vielmehr stellen diagnostische Fragen wirkungsvolle Interventionen dar, durch welche Isolation und Einengung begrenzt werden, der Betroffene sich mit ausgeblendeten Aspekten seines Erlebens konfrontiert sieht und auf diese Weise erste Perspektiven geschaffen werden. Die offene Auseinandersetzung mit Suizidgedanken vermittelt dem Betroffenen überdies, dass das Problem ernst genommen wird, Suizidgedanken normaler Bestandteil menschlichen Erlebens sind und der Therapeut bereit und in der Lage ist, suizidale Krisen auszuhalten.

Suizidgedanken immer offen ansprechen

3.2 Einschätzung von Risikofaktoren

Deuten sich im Gespräch Hinweise auf Lebensmüdigkeit oder Suizidabsichten an, so werden diese also unmittelbar thematisiert (Dorrmann, 2008):

- Wenn Sie so still werden, könnte es sein, dass Sie ein Problem haben, bei dem es schwer ist, darüber zu reden?
- Sie haben da vorhin etwas gesagt, das habe ich noch nicht ganz verstanden. Könnte es auch heißen, dass Sie gar nicht mehr leben wollen?
- Viele Menschen würden in Ihrer Lebenslage am Sinn des Lebens zweifeln oder es für das Beste halten, nicht mehr zu leben. Kennen Sie solche Gedanken auch?
- Haben Sie schon einmal daran gedacht oder denken Sie momentan daran, sich das Leben zu nehmen?
- Wie meinen Sie das eigentlich, wenn Sie das sagen „Ich geb' mir die Kugel", ist das nur ein Spruch (eine Floskel) oder hat das auch einen Kern Wahrheit?

Exploration des zeitlichen Verlaufs

Bejaht der Patient eine solche Frage oder lassen andere Reaktionsweisen das Vorhandensein von Suizidgedanken vermuten, sollte sich eine genaue Exploration anschließen (vgl. „Fragen zur Risikoabschätzung" im Anhang, S. 92). Ausgehend davon, sollte die Entwicklung suizidaler Symptome im zeitlichen Verlauf während der vergangenen Monate genauso exploriert werden wie Suizidversuche und suizidales Verhalten über die gesamte Lebensspanne. Im Fall, dass dem Interviewer über das Vorliegen psychischer Störungen (akut und/oder lifetime), die Lebenssituation des Patienten und aktuelle krisenhafte Erlebnisse (z. B. Todesfälle, Trennungen, Verluste, finanzielle Engpässe, anstehende Inhaftierung, Obdachlosigkeit, akute und/oder chronische Erkrankungen) keine bzw. unzureichende Informationen vorliegen, bedarf es ergänzend natürlich sowohl einer diagnostischen Einschätzung als auch der Klärung der Lebensbedingungen des Krisenanlasses und der Bedeutung der Krise für den Patienten.

Sorgfältige Risikoabschätzung

Die Risikoeinschätzung im engeren Sinne beginnt mit einer Abklärung von Art und Ausmaß der Suizidgedanken und suizidalen Verhaltensweisen (vgl. Fragen im folgenden Kasten).

Häufigkeit, Dauer, Intensität und Auslöser aktueller Suizidgedanken

- Wie sehen diese Gedanken aus?
- Wie oft denken Sie derzeit daran, sich das Leben zu nehmen?
- Wann bzw. bei welchen Gelegenheiten denken Sie darüber nach?

- Was löst die Gedanken aus?
- Als wie beängstigend (belastend, bedrohlich) erleben Sie diese Gedanken?

Bei Verdacht auf psychotisches Erleben:
- Kann es sein, dass diese Ideen gar nicht von Ihnen selbst kommen, sondern, dass Sie sie irgendwie erhalten?
- Sind das Stimmen, innere Aufforderungen (imperativ-halluzinatorische Stimmen), die eine Selbsttötung erwarten oder verlangen?
- Haben Sie jemals getan, was die Stimmen Ihnen befohlen haben?

Spezifität der Gedanken und konkrete Planung

- Haben Sie auch darüber nachgedacht, wie Sie sich töten wollen?
- Kennen Sie Menschen, die es schon/auch versucht haben oder sogar geschafft haben, sich umzubringen?
- Haben Sie auch über andere Arten sich umzubringen nachgedacht?

Verfügbarkeit der Mittel

- Kommen Sie da leicht ran oder haben Sie die notwendigen Dinge zu Hause?
- Woher bekommen Sie die Mittel?

Vorbereitungen und Probehandlungen

- Haben Sie auch andere Dinge schon vorbereitet? (Internet nach Suizidmethoden abgesucht, Abschiedsbrief geschrieben, persönliche Sachen verschenkt, Testament verfasst, Zahlungsmodalität der Lebensversicherung abgeklärt etc.)?
- Wie nahe dran waren Sie schon, diesen letzten Schritt zu tun?
- Haben Sie schon mal probiert, wie es wäre, wenn Sie es dann wirklich tun würden? (potenziellen Suizidort aufgesucht, Seil geknüpft, Medikamentenmix erstellt etc.)?
- Was genau haben Sie gemacht?
- Wie haben Sie sich gehindert, sich zu töten?

Entschlossenheit/Distanz zu suizidalen Impulsen

- Wie stark ist Ihre aktuelle Absicht, diesen Todeswunsch in die Tat umzusetzen? Wo stehen Sie auf einer Skala von 0 bis 10, wenn 0 heißt „keine Absicht, die Gedanken umzusetzen“ und 10 heißt „die Gedanken bei der ersten sich bietenden Gelegenheit umzusetzen“?

Schließlich sollten die derzeitigen Suizidmotive sowie die allgemeine psychosoziale Befindlichkeit weiter abgeklärt werden. Die im folgenden Kasten dargestellten Fragen sind dabei beispielhaft und nicht im Sinne eines standardisierten Schemas, das es abzufragen gilt, zu verstehen!

Suizidmotiv
• Bei fast allen Menschen ist es ja so, dass hinter dem Gedanken, sich das Leben zu nehmen, ein bestimmtes Bedürfnis – z. B. nach Ruhe – steht. Welche Wünsche hätten Sie? • Haben Sie eine Idee/Vorstellung/Erwartung, was nach dem Tod passiert? ODER: • Hinter der Überlegung, sich das Leben zu nehmen, steckt oft der Wunsch, das Leben möge besser werden. Wie muss sich das Leben für Sie verändern, damit Sie sagen können: Jetzt ist es wieder lebenswert?
Hoffnungslosigkeit
• Gibt es einen Teil von Ihnen (und mag er noch so klein sein), der manchmal daran glaubt, dass Ihre Lage sich wieder verbessert? • Welche Gründe führt dieser Teil an?
Soziale Isolation
• Gibt es Menschen, denen Sie sich momentan nah fühlen? • Wer weiß eigentlich davon, dass Sie manchmal mit dem Gedanken spielen, sich das Leben zu nehmen?
Eindruck, eine Last für andere zu sein
• Manchmal denken Leute in Ihrer Lage, dass es für die Anderen besser sei, wenn sie tot wären: Kennen Sie solche Ideen?
Furchtlosigkeit vor Schmerz, Sterben und Tod
• Viele Menschen fürchten die Schmerzen, die mit einem Suizid verbunden sind, oder sie fürchten sich vorm Sterben und Totsein - wie ist das bei Ihnen?
Agitiertheit, Impulsivität und Selbstkontrolle
• Mal angenommen, die Situation ändert sich nicht oder wird sogar noch schlimmer. Wie lange, glauben Sie, können Sie es noch aushalten, ohne etwas in die Richtung zu unternehmen, sich zu töten? • Vielleicht gibt es noch einen Teil in Ihnen, der noch Bedenkzeit will. Wie viel Zeit können Sie diesem Teil noch geben? • Könnte es Ihnen auch passieren, dass Sie Ihren Todeswunsch „aus dem Moment heraus“ unmittelbar umsetzen?

Suizidalität in den vergangenen zwei Monaten abklären

Um eine Einschätzung der Stabilität bzw. Fluktuation, Intensität und Dauer suizidaler Gedanken, des Ausmaßes konkreter Planung und der Ambivalenzen, die den Patienten bislang von einer Selbsttötung abgehalten haben, vornehmen zu können, empfiehlt Shea (2011) im Anschluss an die Exploration des derzeitigen Zustandes, suizidale Gedanken und Verhaltensweisen in den vergangenen zwei Monaten zu eruieren:

- Während der letzten sechs bis acht Wochen, wie viel Zeit haben Sie da – an schlechten Tagen – darüber nachgedacht, sich das Leben zu nehmen? Eher so 90 % des Tages oder 70 % des Tages?
- Wie oft haben Sie in den letzten zwei Monaten erwogen, sich mit [spezifische Methode] das Leben zu nehmen?
- An wie vielen Tagen haben Sie eine Selbsttötung konkret vorbereitet oder den Suizid geprobt?

Vergangene Suizidversuche analysieren

Die Exploration länger zurückliegender Suizidversuche schließt sich an. Insbesondere im Fall chronisch-persistierender Suizidalität sollte jedoch – unter praktischen Gesichtspunkten – auf eine extensive Exploration sämtlicher vergangener Suizidversuche oder Suizidandrohungen verzichtet werden. Neben einer Abschätzung der Anzahl an vollzogenen Suizidversuchen *(Wie oft haben Sie in Ihrem Leben versucht, sich umzubringen?)* beschränkt sich die Exploration vielmehr auf den schwersten und den letzten Suizidversuch (siehe auch Kapitel 4.7.1): Wie hat der Patient versucht, sich das Leben zu nehmen? War der Versuch sorgfältig vorbereitet oder wurde er impulsiv umgesetzt? Wie ausgeprägt war der Wunsch zu sterben? Wieso ist der Versuch gescheitert? Bedurfte es einer medizinischen Versorgung? Wie geht es dem Patienten damit, dass er den Versuch überlebt hat? Ähnlichkeiten bzw. Unterschiede zur heutigen Situation sollten exploriert werden und ebenso Faktoren, die in der vergangenen Krise hilfreich waren (vgl. auch Karte „Fragen zur Exploration eines Suizidversuches“ am Ende des Buches).

Merke

Im Fall, dass ein Patient unmittelbar nach einem Suizidversuch in Behandlung kommt (beispielsweise im Kontext einer stationären Aufnahme) nimmt das Gespräch zur Risikoabschätzung natürlich hier seinen Ausgangspunkt:

- Die Kollegen (Ihre Angehörigen, die Polizisten o. a.) meinten, Sie wollten sich was antun. Liegen die da richtig?
- Können Sie sich erinnern, was passiert ist?
- Sie leben und wollten eigentlich tot sein. Was geht in Ihnen jetzt vor?
- Wie denken Sie darüber?
- Wer wusste davon, dass Sie sterben wollen?
- Sollen wir jemanden benachrichtigen?

Vor dem Hintergrund, dass die Offenbarung suizidaler Erlebens- und Verhaltensweisen oftmals scham- und angstbesetzt ist, empfiehlt Shea (2011) im Rahmen der Risikoabschätzung die Nutzung verschiedener sogenannter Validitätstechniken (vgl. Tabelle 3).

Techniken zur Auflösung von Kommunikationsblockaden

Tabelle 3: Validitätstechniken zur Exploration suizidalen Erlebens und Verhaltens

1. Verhaltensbezogenes Geschehen (behavioral incident)	Im Unterschied zu Fragen nach der Meinung oder Einschätzung eines Patienten („*Und was meinen Sie, wie nahe Sie in dieser Situation an der Umsetzung eines Suizids waren?*“) beziehen sich Fragen zum verhaltensbezogenen Geschehen einerseits auf spezifische verhaltensbezogene Details („*Und wie viele Pillen haben Sie genau genommen?*“) und andererseits auf den detaillierten Ablauf des Geschehens („*Und was ist dann passiert?*“) sowie auf auftretende Gefühle und Gedanken („*Und was haben Sie in diesem Moment gedacht?*“). Fragen zum verhaltensbezogenen Geschehen – wie sie üblicherweise im Rahmen von Verhaltensanalysen genutzt werden – sind vergleichsweise zeitaufwändig, ermöglichen aber ein genaues und unverzerrtes Verständnis einer suizidalen Krise.
2. Abschwächung von Schamerleben (shame attenuation)	Defensive Reaktionen infolge von Schamerleben lassen sich dadurch abschwächen, dass ein Verhalten aus dem Bezugsrahmen heraus erfragt wird, in dem der Patient es versteht – und dies auf eine nicht beschuldigende Art und Weise: „*Sie haben mir erzählt, dass Ihr Vater übergriffig war und die meisten Menschen erleben so etwas als eine sehr schlimme Zeit – Ich frage mich, ob es damals wichtig gewesen ist, bisweilen zu lügen, um nicht in Schwierigkeiten zu geraten? [...] Und nachdem es früher wichtig war zu lügen, Sie gelernt haben gut zu lügen, frage ich mich, ob lügen in Ihrem heutigen Leben bisweilen auch noch eine Rolle spielt?*“ „*Sie sagten, dass Sie, vor dem Hintergrund des Suizids ihres Vaters, immer strikt gegen einen Suizid waren. Mit all den Widrigkeiten, denen Sie momentan ausgesetzt sind, frage ich mich, ob Sie nicht dennoch manchmal und vielleicht auch nur flüchtig lebensmüde Gedanken haben?*“
3. Dezente Vermutung (gentle assumption)	Im Rahmen dezenter Vermutungen unterstellt der Therapeut, dass ein bestimmtes Verhalten vom Patienten gezeigt wird. Es wird also beispielsweise gefragt: „*Über welche anderen Arten, sich umzubringen, haben Sie nachgedacht?*“, statt „*Haben Sie über andere Arten, sich umzubringen, nachgedacht?*“ Weiter abgeschwächt werden kann die Unterstellung, indem die jeweilige Frage durch den Nachsatz „wenn überhaupt“ ergänzt wird: „*Wie oft waren Sie im Rahmen suizidaler Krisen alkoholisiert – wenn überhaupt?*“

Tabelle 3: Fortsetzung

4. Symptomverstärkung (symptom amplification)	Diese Technik beruht auf der Beobachtung, dass unerwünschte Verhaltensweisen oftmals in ihrer Häufigkeit und Intensität heruntergespielt werden. Dadurch, dass die mögliche Obergrenze eines Verhaltens vom Therapeuten zu hoch angesetzt wird (*„An den Tagen, an denen Sie einen Suizid erwogen haben, wie lange haben Sie da über Ihren Tod nachgedacht: 50 % des Tages, 80 %, 90 %?“ Wie oft haben Sie Ihren Sohn geschlagen, als Sie im Streit lagen: 20-mal, 30-mal?“*), kann der Therapeut – auch wenn der Patient die Zahl nach unten korrigiert – noch zu einer Einschätzung der Bedeutsamkeit des Problemverhaltens kommen. Um zu verhindern, dass man sich unglaubwürdig macht, sollte darauf geachtet werden, dass keine absurd hohen Werte genannt werden.
5. Verleugnung des Spezifischen (denial of the specific)	Ausgehend von der Annahme, dass es schwieriger ist, auf spezifische als auf allgemeine Fragen unwahrheitsgemäß zu antworten, empfiehlt Shea (2011), statt einer allgemeinen Frage (*„Über welche anderen Methoden, sich umzubringen, haben Sie nachgedacht?“*) eine Reihe spezifischer Fragen zu stellen (*„Haben Sie darüber nachgedacht, sich zu erhängen? Haben Sie darüber nachgedacht, eine Überdosis einzunehmen? Haben Sie darüber nachgedacht, sich zu ertränken?“*).
6. Normalisierung (normalization)	Durch den Hinweis darauf, dass es anderen Menschen in vergleichbaren Lebenslagen ähnlich geht, kann Schamerleben abgemildert werden: *„Viele Personen, die mit Depressionen zu kämpfen haben, denken an irgendeinem Punkt ihrer Erkrankung daran, sich das Leben zu nehmen: Kennen Sie auch solche Gedanken?“*

3.3 Einschätzung von protektiven Faktoren

Neben der Einschätzung von Risikofaktoren sollten Therapeuten sich auch ein Bild von protektiven Faktoren machen – also solchen Faktoren, die mit einem reduzierten Suizidrisiko assoziiert sind. Grundsätzlich ist die Forschungslage dazu weniger umfangreich als zu den Risikofaktoren und vielfach ergibt sich ein Protektivfaktor einzig aus der Abwesenheit eines Risikofaktors (z. B. Vorliegen von Hoffnung, Gründe zu leben, soziale Unterstützung, Selbstkontrolle und Selbstzutrauen, Angst vor Tod und Sterben) – eine gesonderte Abklärung erübrigt sich unter dieser Perspektive vielfach. Gleichwohl sollten mithilfe ressourcenorientierter Fragen individuell wirksame Protektivfaktoren erfasst und erlebbar gemacht werden:

Ressourcen und protektive Faktoren erfragen

- Gibt es Zeiten oder Momente, in denen Sie über andere Auswege, als sich das Leben zu nehmen, nachdenken? Was ist dann anders?
- Wie haben Sie es geschafft, diesen letzten Schritt, sich zu töten, doch nicht zu tun?
- Was hat bislang die Entscheidung für das Leben getragen?
- Was hat bisher Ihr Leben lebenswert gemacht?
- Wie erklären Sie sich selbst, dass Sie angesichts Ihres schweren Lebens erst jetzt die Idee entwickelt haben, Ihrem Leben ein Ende zu setzen?
- Stellen Sie sich vor, Sie wären älter und weiser als jetzt, sagen wir 70 oder 80 Jahre alt. Welchen Rat würden Sie sich geben, um diese schwierige Zeit lebend zu durchstehen?

Einbezug zusätzlicher Informanden/Informationsquellen

Bei inkonsistenten Informationen zusätzliche Informanten kontaktieren

Im Fall inkonsistenter Informationen, wie z.B. der vollständigen Verneinung suizidaler Gedanken in Anbetracht massiver externer und interner Belastungen und bei sich stark und schnell wandelnden Problemdarstellungen durch den Betroffenen, müssen weitere Quellen für die Risikoabschätzung herangezogen werden. Es kann sich dabei um alte Krankenakten handeln, es sollten aber auch – nach Entbindung von der Schweigepflicht – behandelnde Ärzte, Sozialarbeiter, Betreuer und/oder Familienmitglieder kontaktiert werden. Es sollte danach gefragt werden, ob der Patient in der letzten Zeit Äußerungen oder Andeutungen über einen Suizid gemacht hat, ob er in besonderer Weise hoffnungslos erschien und inwieweit die entsprechenden Personen den Patienten als gefährdet einschätzen würden. Im Fall diskrepanter Selbst- und Fremdbeurteilung des aktuellen Zustandes ist es sinnvoll, dies zu artikulieren: *Auf der einen Seite sagen Sie, dass Sie noch nie an einen Suizid gedacht haben und auf der anderen Seite macht sich Ihre Frau (Ihr Hausarzt ...) große Sorgen um Sie und erinnert sich an mehrere Situationen, in denen Sie von Lebensmüdigkeit gesprochen haben. Wie kommt das?*

Externe Quellen müssen natürlich auch bei Vorliegen einer akuten psychotischen Symptomatik für die Risikoabschätzung hinzugezogen werden.

3.4 Bestimmung des Suizidrisikos

Gewichtung von Risiko- und Protektivfaktoren

Die Abschätzung des aktuellen Suizidrisikos ergibt sich aus der Gewichtung der vorliegenden Risiko- und Protektivfaktoren. Vor dem Hintergrund, dass es einen allgemeingültigen Verrechnungsalgorithmus nicht gibt, beruht die Einschätzung des Suizidrisikos bzw. der Absprache- und Distanzierungsfähigkeit des Patienten letztlich immer auf dem – empirisch informierten – klinischen Urteil des behandelnden Therapeuten. Dieser muss für jeden Fall und Zeitpunkt eine individuelle Gewichtung der Bedeutsamkeit bestehender Risikofaktoren im Verhältnis zu vorliegenden Protektivfaktoren vornehmen. Wichtiger als die einfache An- oder Abwesenheit einzelner Faktoren ist dabei sicherlich ihr individuelles Zusammenspiel. Einen allgemeinen Orientierungsrahmen für die Risikoabschätzung bietet das in Tabelle 4 dargestellte Schweregradskontinuum von Rudd et al. (2001). Im Fall vergangener Suizidversuche oder anderer Indikatoren, die auf die Abwesenheit von Furcht vor Schmerz, Tod und Sterben schließen lassen, empfehlen Joiner et al. (2009) das Vorliegen der jeweils nächst höheren Risikokategorie anzunehmen.

Individuelles Zusammentreffen von Risiko- und Protektivfaktoren beachten

Tabelle 4: Schweregradskontinuum suizidaler Krisen

Schweregrad	Indikatoren
Leicht	Geringe Häufigkeit, Dauer und Intensität von Suizidgedanken, keine Planung, keine Absicht, leichtgradige Symptombelastung, gute Selbstkontrolle, wenige Risikofaktoren, protektive Faktoren vorhanden.
Moderat	Regelmäßige Suizidgedanken von beschränkter Intensität und Dauer, geringe Planung, keine Absicht, gute Selbstkontrolle, wenige Risikofaktoren, protektive Faktoren vorhanden.
Stark	Regelmäßige, intensive und andauernde Suizidgedanken, spezifische Planung, keine subjektive Absicht (aber objektive Hinweise auf Absichtsbildung, z. B. Wahl letaler Methode, die verfügbar ist, vorbereitende Verhaltensweisen), Hinweise auf eingeschränkte Selbstkontrolle, bedeutsame Symptombelastung, viele Risikofaktoren und wenig (wenn überhaupt) protektive Faktoren vorhanden.
Extrem	Regelmäßige, intensive und andauernde Suizidgedanken, spezifische Planung, subjektive und objektivierbare Absicht, eingeschränkte Selbstkontrolle, bedeutsame Symptombelastung, viele Risikofaktoren und keine protektiven Faktoren vorhanden.

Grundsätzlich muss man sich darüber im Klaren sein, dass Ereignisse mit einer geringen Auftretenswahrscheinlichkeit (wie Suizide) im Einzelfall weder über kürzere noch über längere Zeiträume hinweg sicher vorhergesagt werden können. Dies gilt umso mehr für suizidale Krisen, weil sie oftmals einen stark fluktuierenden Verlauf aufweisen, in dem Phasen tiefster Hoffnungslosigkeit mit Phasen (wieder) erstarkenden Lebensmutes rasch aufeinanderfolgen können. Schließlich wird nicht jeder suizidale Patient seine Intention dem Therapeuten gegenüber offenlegen. Diagnostisch-therapeutisches Handeln stößt hier an Grenzen des Möglichen. Therapeuten sollten sich darüber bewusst sein, ohne in eine resignativ-passive Haltung im Umgang mit suizidalen Patienten zu verfallen (Teismann, Forkmann & Glaesmer, 2019).

Suizide lassen sich nicht vorhersagen

3.5 Indikation

Suizidgedanken sollten unter verschiedenen Umständen routinemäßig abgeklärt werden. Die American Psychiatric Association (APA, 2003) empfiehlt die Abklärung akuter Suizidalität bei:

Allgemeine Indikation

1. Erstkontakten in psychosozialen und psychiatrischen (ambulanten und stationären) Institutionen,
2. Veränderungen des Behandlungssettings (z. B. Verlegung oder Entlassung aus stationärer Behandlung) und des Überwachungsstatus (Einstellung einer Eins-zu-eins-Überwachung),
3. abruptem Wechsel des klinischen Erscheinungsbildes (plötzliche Zustandsverschlechterung oder -verbesserung),
4. einer – trotz Behandlung – ausbleibenden Zustandsverbesserung oder graduellen Zustandsverschlechterung,
5. Antizipation oder Eintreten eines bedeutsamen interpersonalen Verlustes bzw. psychosozialen Belastungsfaktors,
6. Ausbruch einer körperlichen Erkrankung (insbesondere, wenn diese lebensbedrohlich ist und/oder mit körperlicher Entstellung, mit dem Verlust mentaler Funktionen oder mit massivem Schmerz assoziiert ist).

Spezifische Indikation

Die Indikation zu einer ausführlichen Risikoabschätzung ergibt sich zudem natürlich immer, wenn Lebensmüdigkeit und Suizidalität vom Patienten direkt geäußert wird bzw. indirekte Äußerungen und versteckte Hinweise des Patienten (wie z. B. „Ich falle jedem zur Last"; „Manchmal habe ich Gedanken, das ist eine richtige Sünde", „Ich will einfach Ruhe haben, nichts mehr hören und sehen") Suizidalität vermuten lassen (Dorrmann, 2018).

Bis hin zu einem moderaten Suizidrisiko (vgl. Tabelle 4) empfehlen verschiedene Autoren eine ambulante Behandlung – die jedoch in verschiedener Weise der Suizidgefahr Rechnung tragen sollte. Entsprechende Hinweise zur ambulanten Weiterbehandlung finden sich in Kapitel 4. Eine ambulante Behandlung sollte der APA (Jacobs & Brewer, 2004) zufolge auch im Fall chronischer Suizidgedanken und/oder bei Selbstverletzungen erwogen werden, wenn keine ernsthaften Suizidversuche bekannt sind und die Person in einem sicheren und unterstützenden Umfeld lebt. Hinsichtlich einer stationären Unterbringung können und sollen Therapeuten sich an den Behandlungsrichtlinien der APA (Jacobs & Brewer, 2004) orientieren (vgl. Tabelle 5):

Entscheidung für das angemessene Setting

Tabelle 5: Indikation für eine stationäre Unterbringung

Stationäre Aufnahme grundsätzlich indiziert	*Nach einem Suizidversuch oder einem abgebrochenen Suizidversuch, wenn:* • der Patient psychotisch ist • der Versuch gewalttätig, nahezu tödlich oder vorsätzlich war • Vorkehrungen getroffen wurden, um nicht gefunden bzw. gerettet zu werden

Tabelle 5: Fortsetzung

	• Suizidabsicht weiterhin besteht • eine Zunahme emotionaler Belastung festzustellen ist oder der Patient bedauert, den Versuch überlebt zu haben • der Patient männlich und älter als 45 Jahre ist; besonders wenn es zu einem neuen Auftreten einer psychischen Erkrankung oder Suizidgedanken gekommen ist • eingeschränkte familiäre bzw. soziale Unterstützung besteht; der Patient in Extremsituation (z. B. kein Wohnsitz, keine Angehörigen) lebt • der Patient impulsives und/oder stark agitiertes Verhalten zeigt, herabgesetztes Urteilsvermögen aufweist, oder Hilfe ablehnt • der Patient eine Bewusstseinsveränderung von mutmaßlich metabolischer, toxischer, infektiöser oder unklarer Ätiologie aufweist, die eine weitere Abklärung erforderlich macht
	Bei Vorliegen von Suizidgedanken und • einem spezifischen Plan von hoher Letalität • starker Suizidabsicht
Stationäre Aufnahme möglicherweise notwendig	• nach einem Suizidversuch oder einem abgebrochenen Suizidversuch, wenn die oben beschriebenen Merkmale nicht zutreffen
	Bei Vorliegen von Suizidgedanken und • Psychose • Psychiatrischer Erkrankung • vergangenen Suizidversuchen, insbesondere wenn es sich um medizinisch ernsthafte Versuche gehandelt hat • Verdacht auf das Vorliegen eines begünstigenden medizinischen Krankheitsfaktor (z. B. akute neurologische Erkrankung, Krebs, Infektionserkrankung) • mangelnder Ansprache auf teilstationäre oder ambulante Behandlung bzw. Unfähigkeit einer solchen nachzukommen • eingeschränkter familiärer bzw. soziale Unterstützung; der Patient in Extremsituation (z. B. kein Wohnsitz, keine Angehörigen) lebt • dem Fehlen einer bestehenden Therapeut-Patient Beziehung oder fehlendem Zugang zu zeitnaher ambulanter Behandlung • fremdanamnestischen Hinweisen die auf das Vorliegen eines starken Suizidrisikos und einen aktuellen Anstieg desselben hinweisen (auch dann, wenn der Patient selber ein entsprechendes Risiko nicht berichtet)
Entlassung aus geschützter Umgebung gegebenenfalls – und unter der Voraussetzung, dass Empfehlungen zur Weiterbehandlung gegeben wurden – möglich	*Nach einem Suizidversuch oder bei Vorliegen von Suizidgedanken, wenn* • Suizidalität in Reaktion auf ein auslösendes Ereignis (z. B. Beziehungsschwierigkeiten, gescheiterte Prüfung) aufgetreten ist und sich die Sicht des Patienten auf seine Lebenssituation während des stationären Aufenthalts verändert hat • die geplante Suizidmethode nur von geringer Letalität ist • der Patient in einem stabilen und unterstützenden Lebensumfeld lebt • der Patient in der Lage ist, Behandlungsempfehlungen nachzukommen, einen Therapeuten kontaktiert hat und wenn möglich eine Behandlung bereits begonnen hat

Vor dem Hintergrund, dass das Risiko für einen Suizid in der ersten Woche nach Aufnahme und Beendigung einer stationären Behandlung massiv erhöht ist, wird in der S3/Nationalen Versorgungsleitlinie zur Behandlung unipolarer Depressionen (DGPPN, 2015) ergänzend darauf hingewiesen, dass maximal eine Woche nach Entlassung eine Nachuntersuchung von Patienten, die wegen Suizidalität stationär aufgenommen wurden, durchgeführt werden soll. Patienten, die einen Termin zur Nachuntersuchung nach Entlassung nicht wahrnehmen, sollen darüber hinaus unmittelbar kontaktiert werden, um das Risiko für einen Suizid oder für Selbstverletzungen abzuschätzen.

Suizidalität nach stationärer Entlassung beachten

4 Behandlung

Bei der Behandlung suizidaler Patienten ist zu differenzieren zwischen kurzfristigem Krisenmanagement auf der einen Seite und einer längerfristigen Therapie zur Modifikation der suizidfördernden personalen Bedingungen auf der anderen Seite. Insbesondere im Fall wiederkehrender und chronischer Suizidalität wäre eine Begrenzung der therapeutischen Anstrengungen auf die kurzfristige Bewältigung der Krise sicherlich unzureichend, um die Auftretenswahrscheinlichkeit suizidalen Verhaltens langfristig zu reduzieren. Entsprechend werden im Folgenden zunächst Strategien der Krisenintervention vorgestellt, bevor im Anschluss auf Ansatzpunkte und Vorgehensweisen zur Aufarbeitung persistierender Suizidalität eingegangen wird.

Kurzfristiges Krisen-management vs. längerfristige Therapie

4.1 Strategien der Krisenintervention bei akuter Suizidalität

Verschiedenste Strategien und Techniken können im Rahmen eines Krisengesprächs verwendet werden. Eine Übersicht, wie die Interventionen aufeinander bezogen sind, gibt das in Abbildung 6 dargestellte Prozessmodell zum Umgang mit suizidalen Absichten (vgl. Dorrmann, 2018). Ausgehend von einem Verdacht auf Suizidabsichten bis hin zur geschützten Unterbringung grenzt das heuristische Modell verschiedene Phasen und therapeutisch-methodische Aufgaben während des Krisengesprächs voneinander ab (vgl. auch die Karte „Prozessmodell für die Krisenintervention bei suizidalen Patienten" am Ende des Buches). Zu Beginn des Kontaktes geht es um die Bildung einer tragfähigen und vertrauensvollen Therapeuten-Patienten-Beziehung. Gleichzeitig wird mit der Risikoabschätzung des aktuellen Gefährdungsgra-

Prozessmodell zum Umgang mit suizidalen Krisen

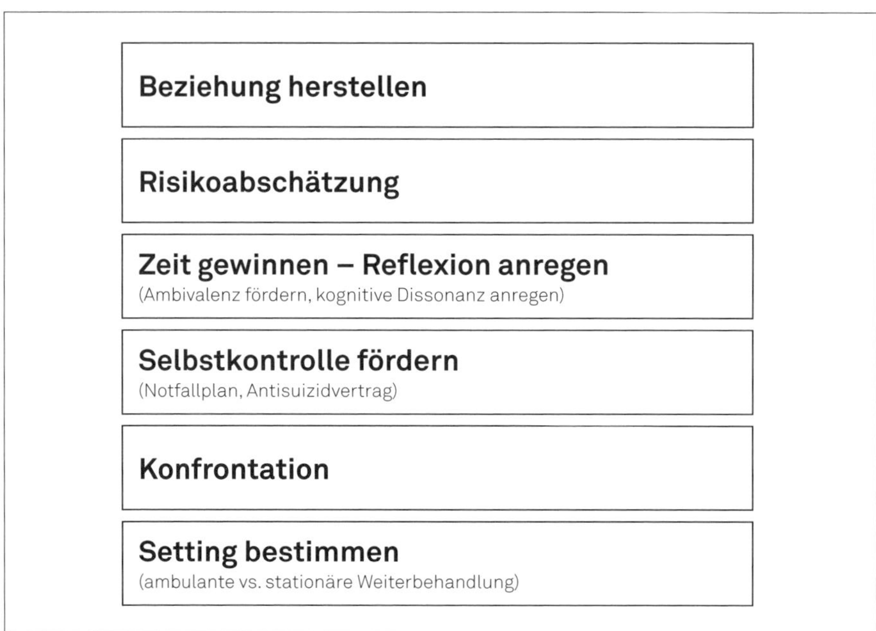

Abbildung 6: Prozessmodell für die Krisenintervention bei suizidalen Patienten

des begonnen. In Abhängigkeit von der aktuellen Gefährdungslage geht es sodann darum, den Patienten zum Reflektieren anzuregen, bei ihm Neugier zu wecken und ihn dafür zu gewinnen, seinen Entschluss, sich das Leben zu nehmen, aufzuschieben. Der Therapeut nutzt hierzu insbesondere motivationale Strategien zur Bearbeitung bzw. Förderung von Ambivalenz sowie kognitive Strategien zur Förderung kognitiver Dissonanz bzw. zur Infragestellung dysfunktionaler Annahmen und Überzeugungen. Hat der Patient die Entscheidung getroffen, (erst einmal!) am Leben bleiben zu wollen, lassen sich verschiedene Strategien zur Förderung von Selbstkontrolle einsetzen, um den Patienten in der Verfolgung dieses Ziels zu unterstützen. Im Fall, dass ein Patient nicht bereit ist sich auf Strategien zur Selbstkontrolle einzulassen können schließlich stärker konfrontierende Gesprächsstrategien gewählt werden. In Abhängigkeit vom Ansprechen des Patienten auf die verschiedenen Methoden und Strategien wird dann über das weitere Behandlungssetting entschieden.

4.2 Therapeutische Beziehung

Das wichtigste Ziel des Therapeuten im Kontakt mit einem suizidalen Patienten ist, eine therapeutische Beziehung herzustellen bzw. zu intensivieren. Eine gute therapeutische Beziehung erzielt bereits für sich genommen eine große therapeutische Wirkung – sie ist zudem aber auch die Voraussetzung für die Anwendung sämtlicher Strategien und Techniken der Krisenintervention. Und selbst wenn Maßnahmen eingeleitet werden müssen, die zu einer Aufhebung der Autonomie des Patienten führen, ist der Ablauf z. B. einer unfreiwilligen Unterbringung sicherlich wesentlich weniger dramatisch, wenn die Beziehung zwischen Therapeut und Klient gut ist (Dorrmann, 2008).

Ein guter Rapport zum Patienten ist Voraussetzung für alle weiteren Interventionen

Grundsätzlich gilt, dass die Würdigung der Krise Vorrang hat vor allen Interventionen, die bei schweren Schädigungen und Verlusten ansonsten wie Bagatellisierungen des Geschehens wirken würden. Dazu gehört auch, dass der Patient sich in seinem Wunsch zu sterben ernstgenommen und verstanden fühlt – und dies ganz unabhängig davon, wie angemessen und nachvollziehbar dem Therapeuten dieser Wunsch erscheint. Je respektvoller der Therapeut der Möglichkeit des Patienten, sich das Leben zu nehmen, begegnet, desto eher wird der Patient sich dem Therapeuten gegenüber öffnen und im Fall einer ambivalenten Haltung gegenüber Tod und Leben die Bereitschaft entwickeln, auch über die lebensbejahende Seite der Ambivalenz zu sprechen. Sodann erscheint es günstig, wenn der Patient den Eindruck gewinnt, dass er in dem Therapeuten einen verlässlichen Partner hat, der sich gemeinsam mit ihm aktuellen Problemen zuwendet. Vor dem Hintergrund, dass Patienten vielfach fürchten, dass ein offenes Aussprechen von Suizidgedanken eine unmittelbare Hospitalisierung nach sich ziehen wird, ist es schließlich hilfreich, wenn Therapeuten das Auftreten von Suizidgedanken normalisieren und explizit machen, dass es im Umgang mit Suizidalität verschiedene Behandlungsoptionen gibt und der Patient nicht zu befürchten hat, unmittelbar „eingewiesen" zu werden.

Krisenerleben würdigen

Wie in der Psychotherapie insgesamt gilt schließlich auch für das Krisengespräch, dass die Beziehungsgestaltung motiv- und ressourcenorientiert angelegt werden muss: Therapeuten sollten also überlegen, wie das Gesprächsangebot auf der Prozessebene den Routinen, Gewohnheiten, Neigungen und Motiven der Person entsprechend strukturiert werden kann. In diesem Sinne sollten Therapeuten die Sprache, die Metaphern und die Sprechgeschwindigkeit von Patienten aufgreifen (Dorrmann, 2008): Einem Patienten, der sich in seinen Äußerungen grammatikalisch tolerant verhält, kommt man näher, wenn man sich ebenfalls nicht zu gewählt ausdrückt. Spricht der Patient schnell, sollte sich der Therapeut zunächst (!) auf dieses Tempo einstellen. Wenn der Patient eher visuell orientiert ist, sollten entsprechende Bilder genutzt werden; wenn er eher abstrakt denkt, eine abstrakte und wenn er eher gefühlsorientiert ist, eine gefühlsbezogene Sprache.

Beziehung motiv- und ressourcenorientiert gestalten

Insbesondere wenn das Gespräch mit Patienten zäh verläuft, z. B. weil diese nur bedingt freiwillig zum Gespräch gekommen sind, misstrauisch, aggressiv oder mutistisch sind, lässt sich auf die Möglichkeiten des *nonverbalen Spiegelns* zurückgreifen: Dieses Spiegeln des nonverbalen Verhaltens wird durch

Nonverbales Spiegeln

eine angeglichene Körperhaltung, ähnliche Bewegungsabläufe, einen ähnlichen Muskeltonus, eine ähnliche Mimik und parallele Neigung der Augenachse realisiert. Entsprechend sollten Therapeuten ihren Patienten also *nicht immer* entspannt und gelassen begegnen. Ein verschlossener Patient, der mit verschränkten Armen vor einem sitzt, fühlt sich gegebenenfalls wohler, wenn sich der Therapeut ihm gegenüber nonverbal ebenfalls verschlossen verhält. Wenn der Patient den Blickkontakt vermeidet, sollten Therapeuten nicht versuchen, ihn zu erzwingen, sondern ebenfalls mehr zur Seite schauen als sonst. Indem Therapeuten zeigen, dass sie ein Bedürfnis nach Distanz respektieren, tragen sie dazu bei, dass Patienten sich schneller sicher und wohl fühlen.

Die Literatur zur motivorientierten Beziehungsgestaltung verweist überdies auf den Nutzen einer Anpassung des Beziehungsangebotes an zentrale Motive des Patienten (Caspar, 2018): Einem Patienten, der auf seine Autonomie achtet, sollten viele Entscheidungsmöglichkeiten angeboten werden; mit einem Patienten, der ein hohes Maß an Verlässlichkeit benötigt, sollten mehrere Folgetermine abgesprochen werden; einem Patienten, dem es wichtig ist, nicht als beeinträchtigt wahrgenommen zu werden, werden durchgängig Kompetenzwahrnehmungen ermöglicht usw. Auf der Grundlage dieser die *Compliance* fördernden Strategien können im weiteren Verlauf des Gesprächs Interventionen eingeführt werden, die dann mit höherer Wahrscheinlichkeit vom Patienten akzeptiert, reflektiert oder vielleicht sogar konstruktiv umgesetzt werden.

Vor dem Hintergrund einer großen Anzahl von Studien, die zeigen, dass positive Empfindungen das Gedanken- und Handlungsrepertoire einer Person vergrößern und auf diese Weise den Aufbau mentaler, physischer und interpersonaler Ressourcen fördern (Fredrickson, 2009), sollten schließlich alle Gelegenheiten, die sich bieten, genutzt werden, um den Patienten angenehme Gefühlszustände in der Therapiesitzung erleben zu lassen. Komplimente stellen einen Weg dar, positives Erleben zu fördern. Während die positive Bewertung eines Suizidwunsches auf den ersten Blick schwierig erscheint, lassen sich mithilfe der Methode des *Reframing* positive Zuschreibungen – auch des Suizidwunsches – vornehmen (Dorrmann, 2008):

Reframing suizidaler Intentionen

- Sich selbst töten zu wollen, ist eine sehr mutige Überlegung, finde ich.
- Sie haben da wirklich hohe moralische Maßstäbe, denn im Grunde sagen Sie, wer so etwas getan hat, der kann das nur mit dem Tod sühnen.
- Das heißt ja im Grunde, Sie nehmen alle Schuld an Ihrer Lage auf sich.
- Sie gehen da wirklich streng mit sich ins Gericht. Eigentlich sind Sie dann in Ihrem Fall sogar für die Todesstrafe.
- Dass Sie anderen nicht mehr zur Last fallen wollen, zeigt doch, dass Sie ein rücksichtsvoller Mensch sind.

Im Kontext suizidaler Krisen ist es schließlich wichtig, dass Therapeuten klare Hilfen anbieten und keine Versprechungen – beispielsweise in Bezug auf Termine, Erreichbarkeit, Unterstützung – machen, die sie nicht einhalten können. Suizidale Personen sind oftmals nicht nur vom Leben, sondern auch von anderen Menschen enttäuscht – entsprechend wichtig ist es, dass sich diese Erfahrung in der Behandlung nicht wiederholt. Eine besondere Form des persönlichen Einbringens wird schließlich im Rahmen des „Cognitive Behavioral Analysis System of Psychotherapy" (CBASP; McCullough, 2000) – einer spezifischen Therapieform zur Behandlung chronisch depressiver Patienten – im Umgang mit suizidalen Patienten praktiziert:

Diszipliniertes persönliches Einlassen

Ausgehend von der Idee, dass chronisch depressive Patienten die interpersonalen Konsequenzen ihres Verhaltens nur unzureichend wahrnehmen, bringt sich der CBASP-Therapeut auf kontrollierte Weise persönlich in das therapeutische Geschehen ein. Im Kontext suizidaler Krisen bedeutet das, dass der Therapeut seine eigene emotionale Reaktion auf die Suizidpläne des Patienten offenlegt (Brakemeier, Schramm & Hautzinger, 2012, S. 51): „Welche Auswirkungen – glauben Sie – hätte es auf mich, wenn Sie sich das Leben nehmen würden? [...] Wenn Sie sich jetzt umbringen würden, wäre ich wahnsinnig frustriert und traurig. Es wäre für mich wie ein Schlag ins Gesicht, der mir sehr weh tun würde. Ich wäre so traurig und wahrscheinlich auch ein wenig wütend auf Sie, weil Sie trotz unserer Bemühungen einfach so von Bord gegangen wären. Es wäre, als wenn Sie das Schiff verlassen hätten, obwohl wir gerade gemeinsam Land sehen würden. Warum würden Sie mich so behandeln wollen?"

Für Patienten kann die Erfahrung, dass sie für jemanden wichtig und bedeutsam sind, Hoffnung, Verbundenheit und Lebensmut erzeugen. Allerdings verweist McCullough (2000) darauf, dass entsprechende Interventionen – v. a. dann, wenn der Therapeut Wut über die Pläne des Patienten zum Ausdruck bringt – ein tragfähiges therapeutisches Bündnis zwingend voraussetzen.

4.3 Zeit gewinnen – Reflexion anregen

Im Anschluss an die Festigung der therapeutischen Beziehung und die Risikoabschätzung geht es im Fall eines anzunehmenden Suizidrisikos darum, die Entscheidung des Patienten zum Suizid ins Wanken zu bringen. Zu diesem Zweck können sowohl Strategien zur Bearbeitung ambivalenter Einstellungen zum Suizid als auch Methoden zur Infragestellung suizidbegünstigender Annahmen und Überzeugungen eingesetzt werden.

4.3.1 Neugier wecken

Präsentiert sich ein Patient als 100-prozentig entschieden, und ist keinerlei Ambivalenz bei ihm erkennbar, muss oft auf dezidierte konträre Meinungen zurückgegriffen werden, um diese Entschiedenheit zu destabilisieren. Zum einen ist es möglich, die eigene berufliche Erfahrung zu nutzen oder mit der sogenannten „stellvertretenden Hoffnung" zu arbeiten:

Mit der „stellvertretenden Hoffnung" arbeiten

- Sie haben sich ja Ihre Entscheidung sehr gut und auch schon sehr lange überlegt, und ich habe schon oft mit Menschen, die keinen anderen Ausweg mehr sahen, gesprochen. Was Sie jetzt aber nicht wissen, ist, dass ich bisher die Erfahrung gemacht habe, dass diese Menschen, wenn sie es geschafft haben, ihre Entscheidung noch mal aufzuschieben, in dieser Zeit neue Lösungen entwickeln konnten, um aus dieser Sackgasse herauszufinden.
- Ich sehe überhaupt keinen Grund, warum Sie diese aktuelle Krise nicht auch wieder überstehen könnten.
- Wenn ich das alles so höre, was Sie sagen, sehe ich bisher noch keinen wirklich triftigen Grund, warum Ihnen jetzt nur noch die Möglichkeit bleibt zu sterben. Etwas Besseres als den Tod findet man überall!

Zum anderen ist es möglich, darauf zu bestehen, dass bei Entscheidungen, die unumkehrbar sind, immer mindestens zwei Menschen beteiligt sein müssen, damit nichts übersehen wird.

Stimmt, Sie haben vielleicht Fehler gemacht im Leben, aber das ist genau der Punkt! Wir Menschen machen alle Fehler, und wenn es um Entscheidungen geht, die man nicht mehr rückgängig machen kann, und vor allem, wenn es um Menschenleben geht, dann muss immer mindestens noch ein anderer an der Entscheidung beteiligt werden. Nur dann kann so eine Entscheidung sicher sein. Wenn Sie die Entscheidung allein treffen, dann könnte es auch sein, dass Sie was Wichtiges übersehen. - Deshalb haben Chefpiloten immer Copiloten und Chirurgen immer Assistenten.

4.3.2 Entscheidung für das Leben fördern

Die meisten Menschen, die einen Suizid erwägen, befinden sich in einem Ambivalenzkonflikt: Auf der einen Seite gibt es den Wunsch zu sterben und auf der anderen Seite gibt es Wünsche an das Leben und/oder Ängste vor dem Tod. Therapeutisch geht es darum, individuelle Gründe für das Leben wieder salient zu machen. Bei Patienten, die nicht mehr ambivalent sind (s.o.), besteht die Aufgabe des Therapeuten darin, verborgene oder vergessene Gründe für das Leben herauszuarbeiten bzw. zu entwickeln (Koban & Teismann, 2017). In beiden Fällen also wird eine Auseinandersetzung mit dem Für und Wider des Lebens und des Sterbens initiiert:

Ambivalenzerleben

- Es ist bei grundlegenden Entscheidungen wichtig, alle Überlegungen gleichzeitig vor Augen zu haben. Sie wollen etwas tun, was nicht mehr rückgängig zu machen ist. Gerade deshalb ist es wichtig, sich Zeit zu nehmen und genau zu überlegen, um sich wirklich sicher zu sein. Die Möglichkeit, sich das Leben zu nehmen, läuft Ihnen nicht weg.
- Das klingt für mich erst einmal so, als wäre die Entscheidung dafür, sich das Leben zu nehmen, schon gefallen. Aber dann frage ich mich: Wer oder was hat Sie eigentlich dazu bewegt, erst zu mir zu kommen und mit mir zu sprechen?

In ihrem Ansatz des Motivational Interviewings bei Suizidalität empfehlen Britton et al. (2011), zunächst mit der Exploration der Gründe für das Sterben bzw. gegen das Leben zu beginnen:

Mit der Exploration von Gründen zu sterben starten

Und was ist es eigentlich genau, dass Sie im Moment sagen lässt, es ist besser für mich zu sterben? Was für Dinge in Ihrem Leben veranlassen Sie, sich den Tod zu wünschen? Welche Gründe führt der Teil von Ihnen, der für den Suizid ist, an? Was haben Sie erlebt, mitgemacht, dass dieser Teil dafür eintritt zu sterben? Wie fühlt sich dieser Teil? Was macht ihn traurig? Was schmerzt ihn?

Es ist wichtig, dem Patienten Zeit zu geben, die Gründe für das Sterben zu betrachten und darzustellen, bevor in einem zweiten Schritt die Exploration von Gründen für das Leben bzw. gegen das Sterben beginnt. Therapeuten sollten also sorgfältig die Aufnahmebereitschaft des Patienten im Blick haben und sich nicht davor scheuen, ggf. noch einmal zu einer Würdigung der Gründe für das Sterben zurückzukehren, bevor sie auf Gründe für das Leben fokussieren:

Gibt es einen Teil in Ihnen, der nicht sterben will? Einen Teil, der zweifelt und den noch etwas mit dem Leben verbindet? Was verbindet diesen Teil mit dem Leben? Was wünscht sich dieser Teil? Was im Leben war so, dass dieser Teil weiterleben möchte? Woher bezieht dieser Teil Hoffnung und Stärke? Gibt es einen Teil, der das Sterben fürchtet?

Um Personen bei der Identifikation und Entwicklung von Gründen für das Weiterleben zu helfen, können verschiedene ergänzende Strategien hilfreich sein:

Ergänzende Strategien

- *„Bild vom guten Leben“:* Wie müsste Ihr Leben sein, damit Sie irgendwann später sagen würden „gut, dass ich mir damals nicht das Leben genommen habe“? Stellen Sie sich vor, wir würden gut miteinander arbeiten und am Ende unserer gemeinsamen Sitzungen denken Sie anders über die Möglichkeit, sich das Leben zu nehmen: Was ist dann hier passiert? Was hat sich verändert? Was haben wir erreicht?
- *Ausnahmen vom Problemzustand:* Gibt es eigentlich Momente, in denen Sie anders über die Möglichkeit, sich das Leben zu nehmen, nachdenken? Wann war das? Beschreiben Sie einmal die gesamte Situation! Was genau hat Sie in diesem Moment mit dem Leben verbunden?
- *Skalierung der Wichtigkeit des Lebens:* Auf einer Skala von 0 (gar nicht wichtig) bis 10 (extrem wichtig): Wie wichtig ist es Ihnen momentan, am Leben zu sein? Wenn der Patient nicht die 0 wählt: Was lässt Sie eine [Angabe des Patienten] wählen und keine 0? Wenn der Patient die 0 wählt: Was müsste sich ändern, damit Sie einen höheren Wert aussuchen könnten?

Vom Patienten genannte Gründe zu leben sollten durch aktives Zuhören *(Für Ihren Sohn ist es wichtig, dass Sie am Leben bleiben!),* Fragen nach konkreten Beispielen *(Was sind das eigentlich für Dinge, die Sie Ihrem Sohn noch mit auf den Weg geben möchten?)* oder mit der Bitte um weitere Aufklärung *(Inwieweit entspricht ein Suizid nicht dem Bild, das Sie von sich haben?)* exploriert und vertieft werden. Auf Basis der Idee, dass sich Personen im Zustand der Ambivalenz der Sichtweise zuneigen, über die sie sich selber reden hören, sollen Patienten auf diese Weise dazu angeregt werden, vertiefend über ihre Gründe für das Leben zu reflektieren. Wie bereits gesagt, wird der Patient sicherlich nur dann aufnahmebereit reagieren, wenn er sich in seinen Motiven und Wünschen zu sterben ernst und angenommen fühlt.

Gründe für das Leben erlebbar machen

Explorieren, was das Leben wieder lebenswert machen könnte

Schließlich werden die verschiedenen Motive zusammenfassend zurückgemeldet, bevor in einem dritten Schritt exploriert wird, welche Veränderungen notwendig sind, um das Leben wieder lebenswert zu machen:

Ich erlebe einen Teil von Ihnen, der sagt: Vergiss es, nichts kann dir helfen, das Gedankenrasen wird nie aufhören, die Schmerzen sind unerträglich und für deine gesamte Familie bist du nichts als eine Last. Einen Teil, der sich davon angezogen fühlt, allem ein schnelles Ende zu setzen. Und ich höre auch einen Teil, der sagt: eigentlich möchte ich für meinen Sohn weiter da sein, einen Teil, der unsicher ist, ob wirklich alle Familienmitglieder erleichtert auf den Suizid reagieren, einen Teil, der die Hoffnung auf eine Besserung des Lebens noch nicht aufgegeben hat und der sich wünscht, auch in Zukunft am Sonntagmorgen mit der Zeitung im Bett zu sitzen. Habe ich das richtig verstanden? [...] Was nun? Was denken Sie

> müsste passieren, damit Ihr Leben für beide Teile wieder lebenswert wird? Was braucht der lebensmüde Teil, um von seinem Wunsch Abstand zu nehmen, tot zu sein?

An dieser Stelle können Therapeuten, wenn sie darum gebeten werden, durchaus Informationen geben und Vorschläge machen. Um Reaktanz zu vermeiden, kann es jedoch hilfreich sein, die Aussagekraft von Vorschlägen einzuschränken:

> Verstehen Sie diese Ideen bitte nicht als Rezepte. Sie müssen selbst herausfinden, was bei Ihnen funktioniert.

Schließlich können – alternativ oder ergänzend – Techniken aus der kognitiven Therapie eingesetzt werden, um die Zwangsläufig- und Sinnhaftigkeit einzelner Motive zu sterben weiter infrage zu stellen.

4.3.3 Bearbeitung ungünstiger Annahmen, Überzeugungen und Vorstellungen

Suizidale Krisen sind in der Regel mit einer Einengung des Blickwinkels assoziiert: Der Suizid wird als notwendig, folgerichtig und/oder wünschenswert gesehen, während alternative Problemlösungen nur unzureichend gesehen werden. Strategien zur Modifikation dysfunktionaler Kognitionen sollten genutzt werden, um suizid-begünstigende Annahmen und Überzeugungen infrage zu stellen. Unabhängig davon, ob die Infragestellung stark systematisiert oder eher implizit-beiläufig umgesetzt wird, sollten Therapeuten auf einen sokratischen Gesprächsstil achtgeben, d.h. die Infragestellung sollte durch eine nicht wissende, naiv fragende, um Verständnis bemühte, zugewandte und akzeptierende Therapeutenhaltung gekennzeichnet sein. Es geht nicht darum, mit den Patienten über ihre Ansichten zu debattieren, wie es auch nicht darum geht, eine bestimmte Haltung zum Suizid per Vortrag zu vermitteln.

Kognitive Interventionen vorsichtig und nicht zu früh einsetzen

Schließlich ist darauf zu achten, dass kognitive Interventionen – auch wenn es verführerisch erscheint – nicht zu früh im therapeutischen Prozess eingesetzt werden. Vielfach führt dies zu unfruchtbaren endlosen Diskussionen. In der Regel sollte man die folgenden Interventionen daher erst dann einsetzen, wenn der Patient Bereitschaft signalisiert hat, seinen Suizidentschluss erst einmal aufzuschieben. Im Folgenden werden einzelne Beispiele für – mehr oder minder explizite – verbale Interventionsstrategien und Techniken gegeben. Sämtliche dieser Strategien sind optional zu verstehen und sollten natürlich nur dann eingesetzt werden, wenn sie von persönlicher Relevanz für den Patienten sind.

4.3.3.1 Hoffnungslosigkeit

Eine generalisierte negative Erwartungshaltung der eigenen Person, der eigenen Handlungsmöglichkeiten und der Zukunft gegenüber steht im Kern vieler suizidaler Krisen (Wenzel & Beck, 2008): Das Eintreten hoch aversiver Ereignisse wird als wahrscheinlich, das Eintreten erwünschter Ereignisse als extrem unwahrscheinlich angesehen und eine Veränderung der Situation zum besseren erscheint illusorisch. Therapeuten vermitteln ihren Patienten nun auf unterschiedliche – mehr oder weniger explizite – Weise Hoffnung: Sie bieten sich dem Patienten als wertschätzender, verlässlicher Partner an, der dabei hilft, die aktuelle Situation zu strukturieren und so handhabbarer zu machen, sie helfen dem Patienten dabei, Ziele und Wege zu generieren und zu beschreiten, sie geben Patienten Strategien zur Regulation belastender Emotionen an die Hand und machen Ressourcen und Stärken des Patienten erlebbar. Schließlich kann Hoffnungslosigkeit auch mithilfe diverser kognitiver Disputationsmethoden angegangen werden, beispielsweise, indem die Anhaltspunkte für bzw. gegen eine durch Hoffnungslosigkeit geprägte Überzeugung gesammelt und betrachtet werden *(Welche Anhaltspunkte/Erfahrungen sprechen für diese Einschätzung? Gibt es auch Anhaltspunkte/Erfahrungen, die eine andere Einschätzung nahelegen?)*, mögliche Konsequenzen und deren persönliche Bewältigung eruiert werden *(Was wäre das Schlimmste, das passieren könnte? Könnten Sie damit zurechtkommen? Was wäre das Beste, das passieren könnte? Was ist das Wahrscheinlichste, das passieren wird?)*, Ausnahmesituationen aktiviert werden *(Gab es irgendwann in Ihrem Leben einmal eine Zeit, in der Sie den Eindruck hatten, nicht weiter zu können – Sie dann aber eine Veränderung herbeiführen konnten?)* oder konfrontativ vorgegangen wird *(Woher wissen Sie, dass es so weitergehen wird, dass Sie keine Möglichkeit finden werden, mit diesen Schwierigkeiten besser klarzukommen als früher? Glauben Sie, dass jeder Mensch in Ihrer Lage nur noch sterben will, oder meinen Sie, es gibt Menschen, die einfach mehr Hoffnung haben als Sie?)*

Hoffnung vermitteln

Analyse und Realitätsprüfung

Konfrontation

Exploration von Ressourcen

Im Sinne einer Erinnerungsstütze in Krisenzeiten empfehlen Wenzel et al. (2009), dass die Therapeuten gemeinsam mit den Patienten ein sogenanntes „Hope Kit" (einen Hoffnungs-Baukasten) zusammenstellen. Beim Hope Kit kann es sich um eine Schachtel handeln, die mit Utensilien angefüllt wird, welche an die persönlichen Gründe für das Weiterleben erinnern. So können beispielsweise Fotos von Kindern, Freunden, Haustieren, persönlich bedeutsamen Orten, von den Enkeln gemalte Bilder, Postkarten, Briefe, CDs, Filme, Gedichte und Gebete etc. in der Schachtel verwahrt werden. Letztlich kann alles hinein, das den Patienten daran erinnert, dass das Leben lebenswert ist und ihm Kraft gibt, dafür zu kämpfen. Alternativ kann auch eine Collage erstellt oder ein Sammelalbum mit entsprechenden Erinnerungsstücken gefüllt werden. Vielfach führt die Zusammenstellung des Hope Kit dazu, dass den Patienten nach und nach weitere Dinge einfallen, die ihrem Leben Sinn verleihen. Die Erstellung des Hope Kits setzt natürlich voraus, dass der Patient bereits die Entscheidung weiterzuleben getroffen hat.

Hope Kit

4.3.3.2 Wahrnehmung, eine Last für andere zu sein

Eine weitere bedeutsame Kognition im Kontext suizidaler Krisen ist die Annahme, eine Last für andere zu sein, die sich bis zu der Idee steigern kann, dass der eigene Tod eine Entlastung für das persönliche Umfeld sei (Joiner, 2005). Tatsächlich fühlen sich Familienmitglieder durch das Zusammenleben mit einer psychisch erkrankten Person oft stark belastet – Personen, die eine geliebte Person durch Suizid verloren haben, fühlen sich jedoch zumeist überhaupt nicht weniger, sondern eher deutlich stärker belastet. Die Überzeugung, dass der eigene Tod für Freunde und Familie erleichternd ist, gilt es entsprechend in Frage zu stellen:

Überzeugung, eine Last zu sein, vorsichtig infrage stellen

- Angenommen, Sie nehmen sich nun das Leben, wer würde alles sagen: „Gott sei Dank, jetzt haben wir endlich unsere Ruhe“? Hat das schon mal jemand zu Ihnen gesagt? Und wer in der Familie oder von Ihren Freunden würde dem widersprechen?
- Stellen Sie sich vor, Ihre Tochter ist sehr krank und braucht viel Unterstützung im Alltag: Würden Sie sagen, es wäre mir lieber, dass sie sich umbringt, dann habe ich weniger Stress? Würden Sie von ihr erwarten, dass sie sich umbringt, damit es Ihnen besser geht?
- Gab es schon mal jemanden in Ihrer Familie, der körperlich oder psychisch sehr krank war? Haben Sie sich oder jemand anderes aus der Familie in dem Moment gewünscht, er möge tot sein?
- Gibt es andere Möglichkeiten, Ihre Frau zu entlasten, als sich umzubringen?

Ergänzend kann auch mit Zeitprojektionen (siehe Kapitel 4.3) gearbeitet werden, um die Auswirkungen eines Suizids auf die Angehörigen erlebbar zu machen und schließlich können Familienmitglieder (im Rahmen von Angehörigensitzungen) auch unmittelbar gefragt werden, inwiefern Sie dem Patienten eine Selbsttötung nahelegen würden. Letzteres natürlich nur dann, wenn zu erwarten ist, dass sich die Angehörigen dem lebenden Patienten verbunden fühlen.

4.3.3.3 Wahrnehmung mangelnder Zugehörigkeit und soziale Isolation

Der Eindruck, nicht Teil einer wertgeschätzten Gruppe zu sein, sowie tatsächliche Isolation und Einsamkeit gelten als zentrale Risikofaktoren für suizidales Verhalten. Der Auseinandersetzung mit Fragen der sozialen Integration kommt im Rahmen der Suizidprävention somit große Bedeutung zu. Während sich die therapeutische Beziehung bereits als Antidot zu Gefühlen der sozialen Entfremdung verstehen lässt (Joiner et al., 2009), kann in Abhängigkeit von der zur Verfügung stehenden Zeit auch ein Soziogramm zur Explizierung sozialer Bezüge erstellt werden. Bei der Erstellung eines solchen So-

Soziale Bezüge explizieren

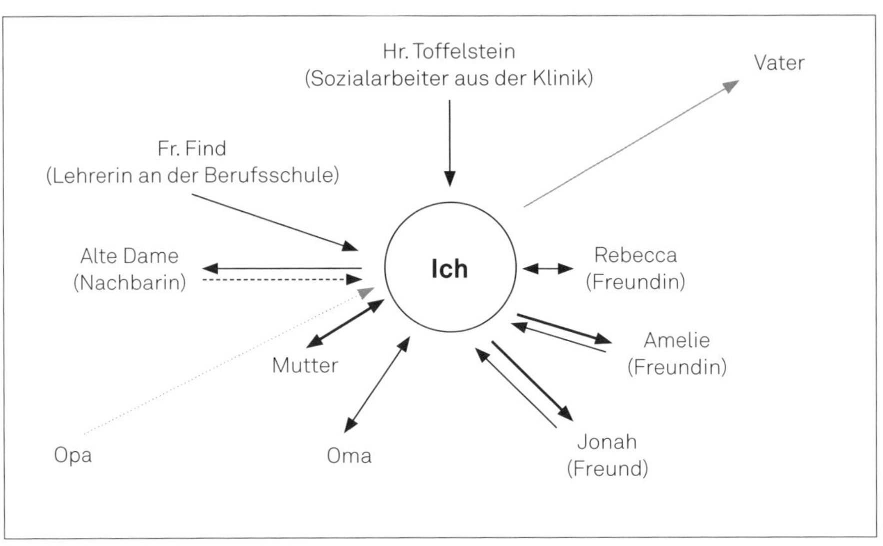

Abbildung 7: Beispiel für ein Soziogramm

ziogramms schreibt der Patient zunächst seinen eigenen Namen in die Mitte eines leeren Papierblattes. In Abhängigkeit von der emotionalen Nähe bzw. Distanz werden sodann die Namen der Personen eingetragen, denen sich der Patient mehr oder weniger verbunden fühlt. Zusätzlich kann das Ausmaß der Reziprozität und die Intensität der Beziehung mithilfe von Pfeilen symbolisiert werden (vgl. Abbildung 7).

Soziogramme nutzen

Die Stellung im sozialen Netz herausarbeiten

Das Soziogramm wird in Hinblick auf Größe, Struktur, Unterstützungsmöglichkeiten, perspektivische Beziehungswünsche und aktuelle Zufriedenheit mit dem Beziehungsnetz analysiert. Das Wissen um die sozialen Beziehungen des Patienten erlaubt dem Therapeuten schließlich eine Einschätzung, inwiefern mangelndes Zugehörigkeitserleben Resultat einer eingeengt-selbstabwertenden Sichtweise ist oder eine realistische Situationsbeschreibung darstellt. Kognitive Strategien können genutzt werden, um belastende Vorstellungen vorsichtig in Frage zu stellen:

> Wenn ich mir das Netz Ihrer Beziehungen angucke, dann gewinne ich den Eindruck, dass Sie verschiedene bedeutungsvolle Beziehungen in Ihrem Leben aufgebaut haben oder täusche ich mich da? Wie passt das zu Ihrem Eindruck, niemanden zu haben? Würden diese Leute Ihnen zustimmen, wenn Sie ihnen sagen würden, dass Sie nur eine lose Beziehung haben?

Im Fall, dass das Soziogramm tatsächlich auf eine geringe soziale Eingebundenheit verweist, wird die Reaktivierung sozialer Beziehungen bzw. der Aufbau selbiger zum therapeutischen Fokus. Im zeitlichen Rahmen einer Krisensituation wird dies vielfach nicht befriedigend zu bewerkstelligen sein – gegebenenfalls lassen sich aber bereits kurzfristig Vorbehalte gegen die Reaktivierung vorhandener Kontakte und die Inanspruchnahme sozialer Unterstützung von Freunden und Familienmitgliedern ausräumen und der längerfristige Aufbau sozialer Beziehungen als ein gangbarer Weg zu einem glücklicheren Leben markieren.

Habe ich das richtig verstanden, dass Sie/ein Teil von Ihnen sich wünschen würden, mehr Kontakte zu haben? Wenn wir hier gemeinsam weiterarbeiten, dann sollten wir uns damit also genauer beschäftigen!

Im Rahmen einer sich an die Krisenintervention anschließenden Aufarbeitung suizidförderlicher Faktoren können die Förderung und der Ausbau des sozialen Netzwerkes schließlich einen zentralen Ansatzpunkt darstellen (vgl. Kapitel 4.7.2).

4.4 Förderung der Selbstkontrolle

Strategien zur Förderung der Selbstkontrolle kommen erst dann zum Einsatz, wenn der Patient die Entscheidung, sich das Leben zu nehmen, zumindest erstmals aufgeschoben hat – und somit eine ambulante Weiterbehandlung bzw. eine nicht geschlossene stationäre Behandlung möglich erscheint. Die verschiedenen Strategien sollen dem Patienten dabei helfen, den gefassten Entschluss für das Leben auch im Rahmen erneuter krisenhafter Zuspitzungen weiter verfolgen zu können.

Selbstkontrollstrategien erst einsetzen, wenn der Patient sich entschieden hat, vorläufig am Leben zu bleiben

4.4.1 Zugang zu letalen Mitteln begrenzen

In populationsbezogenen Untersuchungen zeigte sich, dass Maßnahmen beispielsweise zur Sicherung von Brücken und Bahnstrecken, zur Hausgasentgiftung, zur Sicherung elektronischer Geräte und zur Reduktion der Packungsgrößen von Aspirin und Paracetamol mit einer bedeutsamen Reduktion der Suizidrate assoziiert sind. Es ist davon auszugehen, dass die Verfügbarkeit von Mitteln im Entscheidungsprozess hin zum Suizid ein großes Risiko darstellt. Insbesondere bei eher impulsiven Suizidwünschen und/oder in der Phase der Ambivalenz kann die mangelnde Verfügbarkeit einer Suizidmethode eine gewisse Zeit vom Suizid abhalten. Im therapeutischen Gespräch muss entsprechend abgesprochen werden, dass gefährliche Gegenstände (Schusswaffen, Messer, Rasierklingen, Medikamente, Schlüssel zum Balkon, Giftstoffe etc.) entweder beseitigt oder für die Zeit der suizidalen Krise gesichert werden (z. B. indem sie bei Freunden, im Keller oder in einem Schließfach hinterlegt wer-

Letale Mittel sichern

den). Es geht darum, Distanz und Aufwand zwischen dem Patienten und dem Mittel zu schaffen (Bryan, Stone & Rudd, 2011). Um sicherzustellen, dass letale Mittel tatsächlich beseitigt wurden, kann es hilfreich sein, Familienangehörige des Patienten einzuweihen und einzubeziehen. In jedem Fall ist es angebracht, genau zu prüfen, inwieweit Empfehlungen zur Sicherung letaler Mittel tatsächlich nachgekommen wurde.

4.4.2 Notfallplan/Sicherheitsplan

Notfallplan ist Methode der Wahl im Kontext zeitlich begrenzter Kontakte

Der Einsatz von Notfall- oder Sicherheitsplänen gilt als weitere Standardintervention im Umgang mit suizidalen Krisen und wird von Stanley und Brown (2012) als Methode der Wahl im Kontext zeitlich begrenzter Kontakte empfohlen. Beim Notfallplan handelt es sich um eine Liste von hierarchisch organisierten Strategien und Personen/Institutionen, die ein Patient im Fall einer suizidalen Zuspitzung anwenden bzw. kontaktieren kann. Das Rational für den Notfallplan lässt sich folgendermaßen ableiten:

> Wie Sie erlebt haben, engt sich das Denken in suizidalen Krisen oftmals stark ein und es fällt schwer, hilfreiche Strategien und Möglichkeiten zu erkennen und zu nutzen. Ich würde daher gerne mit Ihnen gemeinsam eine Sammlung von Schritten zusammenstellen, die Sie unternehmen können, wenn Sie erneut diesen Todeswunsch spüren.

Im Notfallplan sollten folgende Elemente spezifiziert werden: (1) Identifikation von Warnzeichen einer suizidalen Krise, (2) Strategien, die unabhängig von anderen Personen genutzt werden können, (3) Kontakte zu Freunden und/oder Familienangehörigen, (4) Kontakte zu professionellen Hilfsstellen. Das Format des Notfallplans sollte entsprechend der individuellen Bedürfnisse des Patienten gewählt werden (vgl. auch die Karte „Notfallplan“ am Ende des Buches). Vielfach bietet es sich an, kleine Karten, die im Portemonnaie mitgeführt werden können, zu nutzen. Alternativ kann der Notfallplan natürlich auch im Smartphone gespeichert werden (hierzu lassen sich die Apps *Safety Plan* oder *Krisen Kompass* nutzen). Die Bereitlegung von Taxigeld kann eine sinnvolle Ergänzung des Notfallplans darstellen. Ein Beispiel für einen umfangreich gestalteten Notfallplan findet sich in Abbildung 8.

Im Notfallplan spezifizierte Strategien vorab testen

Im Sinne sowohl einer kritischen Prüfung der notierten Strategien als auch eines Verhaltenstrainings ist es günstig, wenn die einzelnen Strategien von Patienten außerhalb einer suizidalen Krise vorab getestet werden: Es sollte beispielsweise geprüft werden, wie die Notaufnahme der zuständigen Klinik zu erreichen ist, inwieweit Gespräche mit der Telefonseelsorge als hilfreich erlebt werden, ob Gespräche mit bestimmten Freunden und Familienmitglie-

Notfallplan

Ich bin zu Hause und merke, dass ich darüber nachdenke, mir etwas anzutun.

Ich schütze mich selbst, indem ich ...
- mich hinlege und mich entspanne
- 3-mal tief einatme
- meine Lieblingsmusik auflege
- die Entspannungskassette höre
- mich 5 Minuten vor den Spiegel setze
- ein Glas kühles Wasser trinke

Ich merke, dass ich länger als 10 Minuten über die Methoden nachdenke, mit denen ich mich umbringen könnte.

Ich schütze mich selbst, indem ich ...
- in die Natur oder in die Stadt gehe
- einen Dauerlauf mache
- ein warmes Bad nehme
- in ein Kissen hineinschreie
- ins Kino, Sauna oder schwimmen ... gehe
- mit dem Auto fahre, ganz laut Musik höre und mitsinge
- einen Friseur-Termin für den gleichen Tag vereinbare
- einen Massage-Termin vereinbare
- mich einige Zeit unter die Dusche stelle

Ich merke, dass ich meine Gedanken, mich umzubringen, nicht mehr bekämpfe

Ich schütze mich, indem ich ...
- _______ (eine bestimmte Person) anrufe oder zu ihr/ihm gehe
- die Telefonseelsorge (Ruf-Nr.: 0800 1 11 01 11 od. 0800 1 11 02 22) anrufe
- meine Therapeutin oder einen Kollegen in ihrer Praxis anrufe und mir einen Termin geben lasse
- zum Arzt gehe und mir Medikamente verschreiben lasse
- mich mit dem Taxi ins Krankenhaus (Notaufnahme) fahren lasse
- den Notarzt rufe

Abbildung 8: Notfallplan mit einer Sammlung von Bewältigungstechniken, die Patienten in Krisensituationen für sich als sinnvoll erachtet haben (Dorrmann, 2018)

dern förderlich sind oder doch andere Personen geeigneter erscheinen usw. In Bezug auf den Kontakt mit Freunden und Familienmitgliedern sollte zudem überlegt werden, ob diese in die Planung eingeweiht und hinsichtlich hilfreichen Verhaltens instruiert werden *(Wenn ich dich in einer Krise anrufe, dann würde es mir helfen, wenn du ...)* oder ein ablenkendes Gespräch ausreicht – ohne dass der Gesprächspartner vorab und/oder während des Gesprächs über den Krisenzustand informiert wird. Schließlich kann der Therapeut dem Patienten auch verschiedene Strategien zur Regulation starker Emotionen an die Hand geben. Zurückgreifen lässt sich hierzu auf Stresstoleranz-Skills, wie sie u.a. in der dialektisch-behavioralen Therapie beschrieben und genutzt werden (Bohus, 2019): Intensive körperliche Stimulation (z.B. Eiswürfel in den Mund nehmen; Ammoniak zufächeln, Chilischote kauen etc.), Konzentration auf Sinneseindrücke im gegenwärtigen Moment, Entspannungstechniken, Akzeptanz unangenehmer Gefühlszustände, beruhigende Aktivitäten (ein warmes Bad nehmen, etwas Leckeres essen) usw. Voraussetzung für eine Integration in den Notfallplan ist, dass die Strategien ohne vorausgehendes Training unmittelbar umgesetzt werden können.

Stresstoleranzskills integrieren

Bei der Erstellung von Notfallplänen oder auch bei der Formulierung eines Non-Suizid-Vertrags (s. Kapitel 4.4.3) passiert es auch häufig, dass Patienten unter anderem auf den ersten Blick dysfunktionale Bewältigungstechniken vorschlagen (Alkohol, Drogen, Selbstverletzungen u.a.). Wenn es keine alternativen, ähnlich wirksamen Copingstrategien gibt, sollten Therapeuten solche Ideen ebenfalls im Katalog mit aufnehmen lassen *(Wenn das Ihr Überleben sicher macht, dann ist das in so einer Notlage ein gutes Mittel!)*. Es wäre wohl auch sehr ambitioniert, innerhalb einer Sitzung z.B. noch eine möglicherweise vorhandene Suchtproblematik lösen zu wollen.

4.4.3 Non-Suizid-Vertrag

Die Wirkung von Versprechen oder Verträgen, keinen Suizid zu begehen, wird kontrovers diskutiert. Während verschiedene Autoren von einem Einsatz entsprechender Verträge eher abraten, sehen ihn andere Autoren unter bestimmten Indikationsgesichtspunkten als durchaus gerechtfertigt an (Dorrmann, 2005). Prinzipiell ist ein Non-Suizid-Vertrag, in dem ein Patient verspricht, sich nicht selbstgefährdend zu verhalten, wenn er suizidale Impulse wahrnimmt, nur sinnvoll, wenn der Therapeut es geschafft hat, beim Patienten Neugier zu wecken (vgl. Kapitel 4.3.1). Wenn der Patient bereit ist, sein Vorhaben, sich das Leben zu nehmen, nochmal aufzuschieben, aber sich nicht sicher ist, ob er das schaffen könnte, hat er ein Selbstkontrollproblem. Für solche Probleme haben sich Verträge als eine sehr wirksame Methode erwiesen. Sie stärken die hier erwünschte Selbstkontrolle. Eine weitere Indikation stellt die Abklärung des Suizidrisikos dar: Bei suizidalen Patienten, die ein solches

Antisuizidverträge – kontrovers diskutiert

Versprechen strikt ablehnen, oder wenn ein erarbeiteter schriftlicher Non-Suizid-Vertrag nicht zur erwünschten Sicherheit beim Patienten führt, ist von einer hohen Suizidgefährdung auszugehen. Da der Begriff „Vertrag“ in der Regel negativ konnotiert ist, sollte eher von einer „Selbstverpflichtung“, einer „gemeinsamen Abmachung“, einem „Versprechen, das Sie sich selbst geben“, einer „Garantie“ oder einer „wirklich echten Lebensversicherung“ gesprochen werden. Im Folgenden werden die Schritte der Vertragserstellung erläutert (vgl. auch Karte „Non-Suizid-Vertrag“ am Ende des Buches):

Positiv konnotierte Begriffe verwenden anstatt des Fachbegriffs „Vertrag“

1. *Einleitung der Methode:* Um eine Diskussion oder ein vorschnelles Abwerten der Intervention zu vermeiden, sollte man sich zunächst vom Patienten versichern lassen, dass er bereit ist, eine Methode auszuprobieren, die ihm helfen könnte, die kritische Zeit ohne psychiatrische Unterbringung bzw. ohne Verlegung auf eine geschlossene Station zu überstehen. Wenn er dies zusagt, sollte ihm auch gesagt werden, dass er dazu etwas schreiben muss und ob er auch dazu bereit ist. Erst dann sollten vom Therapeuten Stift und Papier geholt werden. Ist der Patient unwillig oder skeptisch, so kann das Erstellen des Vertrags als Experiment angeboten werden, bei dem er nichts verlieren kann; als Methode, mit der der Patient überprüfen kann, ob dies sein Sicherheitsgefühl erhöht.

Vertragsformulierung

2. *Vertragstext:* Es ist eine gute Voraussetzung, wenn der Therapeut eine passende Formulierung für eine solche Abmachung präsent hat, die er dem Patienten sodann diktiert (Zum Beispiel: *Ich werde bis zur nächsten Sitzung am _____ (Datum, Uhrzeit) am Leben bleiben und mein Leben auch nicht unabsichtlich in Gefahr bringen, egal, was passiert und egal, wie ich mich fühle*). Je nach Lage kann natürlich auch ein frei vereinbartes Datum, z. B. *acht Tage später,* oder auch *bis zum Ende der Therapiezeit* eingetragen werden, wobei zu beachten ist, dass die Zeit für wirklich akut Suizidale überschaubar bleiben muss. Patienten, die den Eindruck haben, sie müssten ihre (gut überlegte) Entscheidung ganz zurücknehmen, empfinden dies als Überforderung oder gar als „Gesichtsverlust“. Deshalb sollte der Therapeut deutlich machen, dass es (zunächst) nur darum geht, den Suizid bis zu einem nächsten Gesprächstermin aufzuschieben.
3. *Ergänzende Vereinbarungen:* Selten ist ein Patient mit diesem Satz alleine fähig, die nötige Selbstkontrolle zu entwickeln. Wäre dies der Fall, würde eigentlich auch ein mündliches Versprechen ausreichen und die schriftliche Selbstverpflichtung wäre nur eine Ergänzung des Gesagten. Entsprechend ist es hilfreich, Strategien, wie sie auch im Notfallplan gesammelt werden (inklusive Vereinbarung zur Sicherung letaler Mittel), in den Vertrag zu integrieren (Zum Beispiel: *Wenn ich es nicht mehr aushalte, werde ich mich schützen, indem ich _____ mache*). Wenn der Patient sich hiernach immer noch nicht zutraut, die für die Einhaltung des Vertrages nötige Selbstkontrolle aufzubringen, können zusätzlich günstigere Rahmenbedingungen vereinbart werden, wie z. B. das Recht auf einen fünfminütigen Anruf pro Tag (möglichst am Morgen), das Recht auf eine Sitzung außer

Therapeut als Vertragspartner

der Reihe (in Notfällen), das Vorziehen der nächsten Sitzung auf einen früheren Termin (notfalls am selben Tag) usw. Diese flankierenden Maßnahmen sollten auch in den Vertrag aufgenommen werden (Zum Beispiel: *Wenn ich sicher bin, dass ich alle meine Möglichkeiten, am Leben zu bleiben und mich von einer Selbsttötung abzuhalten, ausgeschöpft habe, habe ich das Recht, meine(n) Therapeuten(in) Herrn (Frau) _____ anzurufen und um einen Termin zu bitten. Herr (Frau) _____ verpflichtet sich, diesen Termin spätestens am darauffolgenden Tag einzurichten*).

4. *Kritische Prüfung:* Sodann wird der Patient gebeten, den Vertragstext laut vorzulesen. Einerseits weiß der Therapeut dann, was der Patient geschrieben hat, und kann gegebenenfalls intervenieren, andererseits kann sich der Patient durch das Vorlesen mit dieser impliziten Selbstaufforderung konfrontieren und auseinandersetzen. Damit wird auch der Möglichkeit eines Nachentscheidungskonflikts Raum gegeben. Schlussendlich wird der Patient aufgefordert, den Text mit vollem Namen zu unterschreiben. Hat sich der Therapeut als Vertragspartner eingebracht, so muss auch dieser den Vertrag unterschreiben.

Unterschriften mit Vor- und Nachnamen haben immer einen besonderen Wert

5. Im Anschluss wird der Patient gebeten einzuschätzen, wie sicher er sich ist, dass er die Vertragsbedingungen erfüllen kann (zum Beispiel: *Auf einer Skala von 0 bis 100, wie sicher sind Sie, dass Sie Ihre Vereinbarung werden einhalten können?*). Wenn der Patient weniger als eine 90 % Wahrscheinlichkeit angibt, muss über weitere ergänzende Sicherheitsmaßnahmen nachgedacht werden. Bestätigt der Patient eine mindestens 90 %ige Wahrscheinlichkeit, sollte der Therapeut im Laufe des weiteren Gesprächs zu einer skeptischen Haltung übergehen, damit der Patient genau begründen muss, warum diese positive Veränderung bei ihm eingetreten ist. Abschließend sollte mit dem Patienten besprochen werden, wo er den Text aufbewahren möchte. Bewährt haben sich exponierte Plätze (Pinnwand, Schreibtisch, Nachtkästchen usw.) oder solche, auf die der Patient ständig zugreifen kann (Handtasche, Brieftasche, Geldbeutel usw.).

Der Prozess der Vertragserstellung ist entscheidend – nicht das Produkt

Es geht also bei dem Non-Suizid-Vertrag weniger um das Endprodukt selbst als um das Zusammenwirken der eingesetzten therapeutischen Einzeltechniken und um den damit geführten Prozess der Interaktion zwischen Patient und Therapeut. Dem Patienten soll die Vertragserstellung ein Gefühl der Sicherheit vermitteln. Entsprechend sollte in konkreten Krisensituationen auf die Nutzung von vorgefertigten Verträgen verzichtet werden.

4.5 Konfrontation

Auch wenn Patienten sich nicht darauf einlassen können, Strategien zur Selbstkontrolle zu vereinbaren und zu nutzen, muss noch nicht gleich an eine stationäre Unterbringung gedacht werden. Es sollten der möglicherweise verlorene

Rapport wiederhergestellt und Informationen erzeugt werden, die der Entscheidung des Patienten diskrepant gegenüberstehen, kognitive Dissonanzen, die ihn im Hinblick auf die Folgerichtigkeit der Entscheidung verunsichern sollen. Im Ablauf des Prozessmodells (vgl. Abbildung 6) sollten Therapeuten also wieder in die Stufe „Zeit gewinnen – Reflexion anregen" zurücktreten. Es kann nun jedoch sinnvoll sein – bei gleichbleibend freundlich, zugewandte Art – stärker konfrontativ vorzugehen und dem Patienten Widersprüche in seiner Argumentation und/oder die realen Konsequenzen seines Todes aufzuzeigen:

Mit Widersprüchen in der Argumentation konfrontieren

- Ich bin überrascht, wie sicher Sie sich in Ihrer Entscheidung gegen eine Abmachung oder einen Vertrag sind. Wahrscheinlich haben Sie sich das sehr gut überlegt. Andererseits kann ich dann doch an manchen Punkten Widersprüche erkennen. Sind Sie einverstanden, wenn ich Ihnen ein paar Dinge sage, die mir dabei aufgefallen sind?
- Sie sagen, Sie sind also selbst nichts (mehr) wert. Wer kommt eigentlich dann zu diesem Urteil? Ist dieser Teil von Ihnen auch nichts wert?
- Sie sagten, dass es Ihrem achtjährigen Sohn egal sein wird, wenn Sie nicht mehr leben. Vielleicht können wir das einmal ausprobieren. Stellen Sie sich bitte vor, dass Ihnen Ihr Sohn auf diesem leeren Stuhl gegenübersitzt. Stellen Sie sich das ganz konkret vor [...] und sagen Sie ihm dann ins Gesicht, dass Sie nun gehen und sich töten werden. Sagen Sie ihm auch, dass das für ihn keine Bedeutung haben wird. Sprechen Sie es laut aus: „Papa geht nun und wird sich töten. Es ist das Beste für dich, wenn Papa tot ist."

Schließlich kann die Methode der Zeitprojektion (Dorrmann, 2018) zu diesem Zeitpunkt im Krisengespräch genutzt werden, um Patienten mit ihrem emotionalen Erleben in Kontakt zu bringen. Bei dieser Methode wird der Patient mit geeigneten Fragen angeleitet, sich eine möglichst genaue Vorstellung, im besten Falle sogar ein inneres Bild davon zu machen, wie das Leben weitergeht, wenn er selbst nicht mehr existiert. Diese Intervention ist insbesondere dann sinnvoll, wenn man davon ausgehen kann, dass der Patient mit seinem Tod etwas ganz Bestimmtes erreichen will: „Denen gehört einfach ein Denkzettel verpasst" – „Einen Selbstmord wird man nicht so schnell vergessen" und ähnliche Aussagen sind Hinweise auf solche Intentionen. Neben der Klärung interaktioneller Ziele regt die Methode zudem eine Auseinandersetzung mit gewünschten oder ungewollten Auswirkungen eines Suizids an, wie sie auch die Stärkung prosozialer Motive für Angehörige ermöglicht. Konkrete Fragen zu den möglichen Folgen eines Suizids sind:

Konfrontation durch Zeitprojektionen

Klärung interaktioneller Ziele

Wenn Sie jetzt gehen und sich dann umbringen, wie werden Sie sterben? Wer wird Ihren Körper finden? Wie lange wird es dauern, bis man Ihren Leichnam findet? Was werden Sie in Ihren Abschiedsbrief schreiben? Wenn

Sie dann tot sind, wo möchten Sie beerdigt werden? Werden Ihre Angehörigen sich für ein Begräbnis oder eine Urnenbestattung entscheiden? Wie viele Menschen, glauben Sie, werden zu Ihrer Beerdigung kommen? Wer wird sicher nicht kommen? Möchten Sie, dass man Blumen und Kränze aufs Grab legt? Wer wird auf keinen Fall weinen, wenn er die Nachricht erhält? Was wird in der Zeitung über diesen Fall stehen? Welche Musikstücke wird man für die Trauerfeier aussuchen? Wer wird die Blumen auf Ihrem Grab gießen? Wie wird Ihre Frau zehn Jahre nach Ihrem Tod leben? Was werden Ihre Kinder ihren Freunden über ihren Vater erzählen?

In der Auswertung gilt es zunächst, die ausgelösten Gefühle zu würdigen. Häufig rufen solche Bilder intensive Emotionen beim Patienten hervor, die natürlich vom Therapeuten aufgegriffen werden müssen. Manchmal ist dann die entstehende Trauer, das Selbstmitleid, die Verzweiflung oder der Ärger und die Wut eine neue Ressource, die antisuizidal genutzt werden kann. Zum Beispiel:

- Ich frage mich, wie es denn wäre, wenn Sie die Kraft, die in diesen Gefühlen steckt, dafür verwenden würden, Ihrem Leben eine neue Richtung zu geben.

Oder:

- Ich finde es sehr mutig, dass Sie sich mir mit dieser ganzen Verzweiflung, die in Ihnen steckt, zeigen.

Zeitprojektionen sorgfältig auswerten

Außerdem können auch die mutmaßlichen Reaktionen nahestehender Personen auf den Suizid reflektiert werden. Beim Verdacht, dass der Suizid v. a. dazu dienen soll, andere zu beeindrucken oder zu bestrafen, steht die Klärung der Fragen im Vordergrund, ob ein Suizid tatsächlich die erhoffte Auswirkung auf andere hat, oder wie die Botschaften an wichtige andere Personen ohne einen Suizid vermittelt werden können:

- Wie könnten Sie Ihre Frau darauf aufmerksam machen, wie schlecht es Ihnen momentan geht, ohne sich umbringen zu müssen.
- Ist es wirklich notwendig, dass Sie über Ihre eigene Leiche gehen, um Ihrem Chef zu zeigen, dass er ein Schwein ist?!

Befürchtungen sollten nicht bestätigt werden

Die Methode sollte nicht eingesetzt werden, wenn die Gefahr besteht, dass sie zu einer Bestätigung von Befürchtungen wie „alle werden froh sein, wenn ich nicht mehr lebe“ bzw. „es interessiert niemanden, ob ich lebe oder tot bin“ kommt (z. B. bei schwer depressiven Patienten, bei sozial sehr isolierten Patienten).

4.6 Einbeziehen von Angehörigen

Unter verschiedenen Gesichtspunkten erscheint das Einbeziehen von Familienmitgliedern oder Freunden im Rahmen suizidaler Krisen nützlich: Neben fremdanamnestischen Informationen zur Risikoabschätzung erlaubt die Anwesenheit von Familienmitgliedern im günstigsten Fall eine unmittelbare Modifikation der Annahme, eine Last für andere und/oder sozial isoliert zu sein; soziale Unterstützungsangebote können abgesprochen werden und die Angehörigen/Freunde können in der Beseitigung letaler Mittel assistieren. Schließlich sollte im gemeinsamen Gespräch besprochen werden, (1) wie Angehörige – allgemeine und für den Patienten typische – Warnzeichen einer beginnenden Krise erkennen können, (2) mit welchen Fragen sie abklären können, inwieweit suizidale Gedanken eine Rolle spielen und (3), wie sie den Patienten bei der Umsetzung der im Notfallplan festgelegten Strategien unterstützen können (Teismann & Dorrmann, 2015).

Der Ermunterung, offene und direkte Fragen nach suizidalen Gedanken zu stellen, kommt dabei eine besondere Bedeutung zu. Um dem Patienten eine offene Äußerung suizidaler Gedanken zu erlauben, muss hervorgehoben werden, dass die Konsequenz suizidaler Gedanken nicht zwangsläufig eine Hospitalisierung sein muss. Grundsätzlich sollte Familienangehörigen jedoch nicht zugemutet werden, einen suizidalen Patienten im häuslichen Umfeld permanent überwachen zu müssen – wenn eine solche Überwachung notwendig erscheint, muss eine stationäre Unterbringung veranlasst werden. Schließlich ist zu klären, ob und inwieweit die Angehörigen ein Angebot zur emotionalen Entlastung benötigen. Häufig empfinden sie Scham oder auch Wut gegenüber dem suizidalen Mitglied der Familie, sie haben Schuldgefühle oder nehmen seinen Wunsch zu sterben persönlich. Wenn diese Menschen erfahren, dass in solchen Situationen ähnliche Gefühle häufig vorkommen und damit auch normal sind, kann dies die damit verbundenen Selbstvorwürfe abmildern. Darüber hinaus ist zu überlegen, ob Angehörigen nicht ebenfalls therapeutische Hilfe vorgeschlagen werden sollte.

Belastung von Angehörigen im Blick behalten

4.7 Entscheidung über das Setting

In Abhängigkeit vom Ausmaß des akuten Schweregrades suizidaler Symptome, der psychosozialen Lebenssituation des Patienten und der vorhandenen Behandlungsmöglichkeiten muss im Anschluss an die Risikoabschätzung bzw. die Versuche, den Patienten in den Therapieprozess zu verwickeln, über das geeignete weitere Behandlungssetting entschieden werden. Orientieren kann man sich diesbezüglich an den in Kapitel 3.5 benannten Kriterien.

4.7.1 Ambulante Weiterbehandlung

Anpassungen des ambulanten Behandlungsangebots vornehmen

Im Fall, dass sich ein Patient bei moderater Suizidalität glaubwürdig und sicher von einer Umsetzung dieser Gedanken distanzieren kann und diesbezüglich absprachefähig erscheint, kann eine ambulante Weiterbehandlung erfolgen. Es sollten in dieser Situation allerdings verschiedene Anpassungen der therapeutischen Vorgehensweise erwogen werden:

- *Sitzungsfrequenz erhöhen:* Vor dem Hintergrund, dass suizidale Krisen vielfach einen stark und schnell fluktuierenden Verlauf nehmen, bietet es sich an, mehrere Sitzungen pro Woche zu vereinbaren: Zum einen kann auf diese Weise eine relative enge Überwachung des klinischen Zustandes sichergestellt werden und zum anderen entwickeln Patienten durch das Wissen um einen baldigen Behandlungstermin häufig ein Gefühl der Sicherheit.
- *Telefonkontakte absprechen:* Zwischen den Therapiesitzungen sollten gegebenenfalls zusätzliche Telefonkontakte vereinbart werden. In diesen Kurzkontakten (5 bis 15 Minuten Dauer) sollten eine Einschätzung des aktuellen Suizidrisikos vorgenommen, Anteilnahme gezeigt und der Einsatz von Bewältigungsstrategien und der weitere Tagesablauf besprochen werden. Inwieweit dem Patienten zusätzlich die Möglichkeit eingeräumt wird, den Therapeuten außerhalb der vereinbarten Telefonkontakte anzurufen, liegt im Ermessen des jeweiligen Therapeuten. Eine gesetzliche oder berufsständische Verpflichtung gibt es diesbezüglich nicht. Falls man dem Patienten eine private Telefonnummer oder die Nummer eines Diensthandys bzw. -anschlusses gibt, sollte erklärt werden, innerhalb welcher Zeiten man über diesen Anschluss zu erreichen ist bzw. wann man zurückrufen wird. Tage, an denen man unerreichbar ist, sollten dem Patienten vorab mitgeteilt werden. Zudem sollte der Patient mit alternativen Notruf-Telefonnummern ausgestattet werden (Telefonseelsorge, Krisenhotlines etc.). Die klinische Erfahrung verweist darauf, dass schon das Wissen um die Möglichkeit, jemanden in einer Krise kontaktieren zu können, eine beruhigende Wirkung zu haben scheint.

Private Telefonnummern müssen nicht mitgeteilt werden

- *Absprachen dafür treffen, wenn Absprachen nicht eingehalten werden:* Sollte ein Patient trotz verbindlicher Absprachen oder schriftlicher Vereinbarung nicht zur Sitzung erscheinen und telefonisch nicht zu erreichen sein, muss der Therapeut unmittelbar entweder Angehörige oder im Notfall die Polizei verständigen (siehe Kapitel 4.7.2). Im Einzelfall ist zu entscheiden, ob und inwieweit der Patient über dieses Vorgehen vorab informiert werden sollte. Durch ein explizites Vorgehen lässt sich vielfach Unsicherheit auf Seiten des Therapeuten reduzieren und der Patient wird nochmals an die Verbindlichkeit der Absprache erinnert. Unabhängig davon, ob eine explizite Absprache getroffen wurde oder nicht, muss der Therapeut jedoch bereit sein, im Fall nicht eingehaltener Absprachen jederzeit Dritte hinzuzuziehen. Die Grundlage hierfür ist nicht nur die Garantenpflicht des Therapeuten, sondern auch die therapeutische Intention: Eine solche Erfahrung vermittelt

dem Patienten, dass der Therapeut dessen Situation sehr ernst nimmt und auch bereit ist, alles zu unternehmen, das Leben des Patienten zu schützen. Die therapeutische Wirkung dieses Schrittes mag in vielen Fällen sogar größer sein, wenn die Möglichkeit nicht zuvor besprochen wurde. Somit muss im Einzelfall ein explizites Vorgehen gegenüber einem – potenziell zum Tragen kommenden – impliziten Vorgehen abgewogen werden.
- *Ärztliche Kollegen hinzuziehen und medikamentöse Brücken nutzen:* Angstlösende, beruhigende oder schlafanstoßende Medikamente können zur kurzfristigen Stabilisierung im Rahmen eines Krisenzustandes hilfreich sein (siehe Kapitel 4.8). Darüber hinaus ermöglicht die Vernetzung mit einem Psychiater/Neurologen nicht nur unter juristischen Gesichtspunkten eine Entlastung des behandelnden Therapeuten.
- *Supervisor einschalten:* Alternativ kann und sollte im Fall einer schwierigen suizidalen Krise zeitnah ein Kollege zu Intervisions- bzw. Supervisionszwecken eingeschaltet werden, um den therapeutischen Prozess zu reflektieren, Verantwortung zu teilen und eigene Ambivalenzen und Ängste zu klären. Psychotherapeuten in Ausbildung *müssen* den fallverantwortlichen Supervisor *umgehend* informieren und getroffene Entscheidungen sowie das weitere Vorgehen mit diesem absprechen.

Psychotherapeuten in Ausbildung müssen umgehend einen Supervisor benachrichtigen

Wie im Kapitel 4.5 beschrieben, sollte zudem erwogen werden, Familienmitglieder einzubeziehen. Schließlich ist es von zentraler Bedeutung, Suizidalität über den weiteren Behandlungsverlauf nicht aus dem Auge zu verlieren: Zu Beginn jeder Folgesitzung muss das aktuelle Suizidrisiko erneut abgeklärt und dem Patienten andauernde Bereitschaft zur Auseinandersetzung mit suizidalen Gedanken und Impulsen vermittelt werden. Jobes (2016) empfiehlt, erst dann auf eine ausführliche Risikoabschätzung zu verzichten, wenn der Patient über drei Sitzungen hinweg keine suizidalen Symptome aufweist (siehe Kapitel 1.5.2).

Suizidalität nicht aus dem Blick verlieren

4.7.2 Stationäre Weiterbehandlung

Im Fall, dass sich ein Patient nicht sicher von einer Umsetzung suizidaler Gedanken distanzieren kann bzw. nicht absprachefähig erscheint, muss eine stationäre Weiterbehandlung veranlasst werden (vgl. Tabelle 5, S. 41).

Freiwillige stationäre Unterbringung: Zunächst wird versucht, den Patienten für die Vorstellung zu gewinnen, dass ein vorübergehender stationärer Aufenthalt für ihn sinnvoll sein könnte. Dem Patienten sollte erklärt werden, warum man einen stationären Aufenthalt für notwendig hält:

Patienten zu freiwilliger stationärer Unterbringung motivieren

> Nach allem, was Sie mir erzählt haben, schätze ich das Risiko, dass Sie sich zu Hause etwas antun werden, als sehr hoch ein. Ich mache mir daher

große Sorgen um Sie und halte einen Klinikaufenthalt für notwendig. Das klingt für Sie vielleicht jetzt übertrieben oder sogar bedrohlich – um in der Entscheidung für oder gegen das Leben weiterzukommen, ist es aber sicher eine gute Hilfe, zu den Problemen, die den Alltag beherrschen, etwas Distanz zu bekommen.

Hilfreich kann ergänzend die von Dorrmann (2018) beschriebene Analogie *„Man kann ein Schiff auch nicht im Sturm auf dem Meer reparieren, man muss dies im geschützten Hafen tun"* sein. Ängste und Vorbehalte des Patienten gegenüber einer stationären Behandlung müssen sorgfältig besprochen werden. Zudem kann über geeignete Alternativen zur Unterbringung in einer psychiatrischen Klinik nachgedacht werden (z. B. Krisenzentren, psychosomatische Kliniken). Es scheint auch hilfreich zu betonen – allerdings ohne drohenden Unterton –, dass man bei einer freiwilligen Einweisung einen besseren Status hat als bei einer richterlich angeordneten Einweisung. Wird das Angebot zum freiwilligen Klinikaufenthalt angenommen, dann müssen die weiteren Schritte besprochen werden: Es können Angehörige/Freunde verständigt werden, die den Patienten in die zuständige Klinik begleiten; der Patient fährt in Begleitung des Therapeuten mit dem Taxi oder es wird ein Krankenwagen angefordert, der den Transport des Patienten in die Klinik übernimmt. In jedem Fall sollte der Therapeut den diensthabenden Arzt – persönlich oder telefonisch – über den Zustand des Patienten und die persönliche Risikoeinschätzung informieren.

Psych-KG

Unfreiwillige stationäre Unterbringung: Bei Suizidgefahr und fehlender Behandlungsbereitschaft muss die Krankenhauseinweisung gegen den Willen des Patienten erwogen werden. Diese ist in den *Unterbringungsgesetzen* oder *Psychisch-Kranken-Gesetzen* (Psych-KGs) der einzelnen Bundesländer geregelt: Maßnahmen nach einem Unterbringungsgesetz können dann ergriffen werden, wenn eine Person psychisch krank, geistig behindert oder suchtkrank ist, wenn im Rahmen der Krankheit die Gefahr besteht, dass sie sich selbst oder anderen Schaden zufügt und wenn diese Gefahr nicht auf andere Weise abzuwenden ist. Die Unterbringung erfolgt im Regelfall auf der Grundlage einer richterlichen Entscheidung.

Unterbringung im Eilfall

Im Eilfall erfolgt zunächst eine sofortige – nicht richterlich angeordnete – Unterbringung durch die jeweils zuständige Behörde (Ordnungsamt, Sozialamt, Gesundheitsamt, Amt für Feuerschutz und Rettungsdienst, Ortspolizeibehörde). In den meisten Bundesländern ist zudem eine ärztliche Untersuchung und Begutachtung des Betroffenen vor der Anordnung einer sofortigen Unterbringung vorgeschrieben. Wehrt sich der Patient gegen den Transport zur Unterbringungseinrichtung, so ist die Polizei – neben Beamten der Berufsfeuerwehren und Mitarbeitern des Ordnungsamts – befugt, Zwang anzuwenden, um den Patienten zu sichern. Nach Aufnahme des Patienten in einer psychiatrischen Einrichtung wird die Erforderlichkeit der Unterbringung erneut durch einen Arzt der Aufnahmeeinrichtung geprüft. Innerhalb einer Frist von – je nach Bundesland – 24 bis 72 Stunden muss sodann ein Amtsrichter den Patienten persönlich anhören. Der Richter trifft aufgrund der persönlichen Anhörung und auf Basis des ärztlichen Gutachtens eine bindende Entscheidung. Falls der Richter die Auffassung vertritt, dass eine Unterbringung nicht erforderlich ist, muss der Patient unmittelbar entlassen werden.

Im Fall, dass eine sofortige Unterbringung gegen den Willen des Patienten veranlasst werden muss, sollten Therapeuten den suizidalen Patienten über das weitere Vorgehen informieren, bestenfalls einen Kollegen hinzuziehen und/oder den Patienten mit aller Autorität anweisen, den Raum nicht zu verlassen, solange die erforderlichen Schritte zur sofortigen Unterbringung veranlasst werden:

> Zum gegenwärtigen Zeitpunkt habe ich die große Befürchtung, dass Sie sich was antun. Sie sind in einer schweren Krise und wahrscheinlich könnten viele Ihren Wunsch zu sterben nachvollziehen, aber ich weiß, dass Krisen vorübergehend sind. Als Therapeut und als eine Ihnen nahestehende Person bin ich deshalb verpflichtet, alles zu tun, um Sie von einem Suizid abzuhalten. Da Sie sich auf eine freiwillige stationäre Unterbringung nicht einlassen können, werde ich nun eine unfreiwillige stationäre Behandlung prüfen lassen. Ich werde dazu kurz zum Telefonieren rausgehen (bzw. um einen Kollegen zu informieren). Bleiben Sie solange hier sitzen – oder möchten Sie mitkommen?

Polizei verständigen

Auf Letzterem sollte bestanden werden, wenn die Sicherheit im Behandlungsraum nicht gewährleistet ist (z. B. aufgrund von nicht verschließbaren Fenstern). Der Therapeut oder dessen Kollege sollte sich dann direkt an die Polizei wenden (DGPPN, 2015). Diese wird ihrerseits einen ärztlichen Kollegen hinzuziehen und den Transport in die Klinik organisieren. Verlässt der akut suizidale Patient die Praxis, bevor weitere Hilfe eingetroffen ist, so muss bei der Polizei eine Personensuche initiiert werden. Gleiches gilt, wenn ein Patient bei einem Telefonat oder in einer E-Mail akute Suizidabsichten zeigt.

4.8 Aufarbeitung suizidförderlicher Faktoren

Verschiedene Autoren gehen davon aus, dass suizidales Verhalten ein spezifisches psychopathologisches Syndrom darstellt, das funktional unabhängig von anderen psychischen Störungen auftritt. Unter dieser Perspektive reicht eine störungsspezifische Behandlung nicht aus, um suizidalen Episoden lang-

Behandlung des „suizidalen Syndroms“ bei chronischer und wiederkehrender Suizidalität

fristig vorzubeugen; vielmehr bedarf es der spezifischen Behandlung des „suizidalen Syndroms“ (Meerwijk et al., 2016).

Im Folgenden werden zentrale Behandlungsstrategien der „Kognitiven Therapie suizidalen Verhaltens“ von Wenzel et al. (2009) vorgestellt. Die Effektivität des Behandlungsansatzes konnte in einer Studie von Brown et al. (2005) belegt werden (siehe Kapitel 4.9). Bei der Kognitiven Therapie suizidaler Handlungen handelt es sich um eine Kurzzeittherapie, die zehn Sitzungen umfasst und in drei Therapiephasen untergliedert wird. In der *ersten Phase* stehen Aspekte der Risikoabschätzung und Krisenintervention, wie sie in Kapitel 4.1 beschrieben wurden, im Vordergrund. In der *zweiten Phase* kommen – aufbauend auf einer genauen Analyse suizidalen Verhaltens– Methoden der kognitiven Umstrukturierung, Problemlösestrategien, Skillstrainings sowie Methoden zur Förderung sozialer Unterstützung und zur Verbesserung der Zusammenarbeit mit dem professionellen Hilfssystem zum Einsatz. In der *dritten Phase* werden die erworbenen Fertigkeiten im Hinblick auf die Prävention zukünftiger suizidaler Handlungen zusammenfassend erprobt. Eine Indikation für die im Folgenden beschriebenen Strategien besteht dann, wenn kurz vor Behandlungsbeginn ein Suizid versucht worden ist oder wiederkehrende suizidale Krisen bzw. chronisch persistierende Suizidalität vorliegen. Inwieweit Suizidgedanken eine – über die Krisenintervention hinausgehende – Intervention erforderlich machen, muss im Einzelfall entschieden werden.

Auf niederschwelliges Behandlungsangebot achten

Die klinische Erfahrung und diverse Studien belegen, dass die Behandlungscompliance von Personen mit wiederkehrendem suizidalem Verhalten oft gering ist. Daher empfiehlt es sich, auf ein niederschwelliges Behandlungsangebot zu achten, indem Patienten beispielsweise telefonisch oder per SMS an vereinbarte Termine erinnert und Hindernisse, die einer regelmäßigen Inanspruchnahme entgegenstehen könnten (z. B. fehlendes Geld für die Nutzung öffentlicher Verkehrsmittel), frühzeitig geklärt und abgebaut werden.

4.8.1 Analyse suizidaler Verhaltensketten

Unter der Zielsetzung, therapeutische Ansatzpunkte für die Prävention zukünftiger suizidaler Krisen zu identifizieren, wird die Analyse suizidaler Handlungen zu diesem Behandlungszeitpunkt mit einem höheren Auflösungsgrad als im Rahmen der Krisenintervention (siehe Kapitel 3) durchgeführt. Neben der Identifikation (interner und externer) situativer Auslöser, situationsbezogenen und überdauernden Denkmustern sowie emotionalen und behavioralen Reaktionsweisen geht es auch darum, potenziell verstärkend wirkende intra- und interpersonale Konsequenzen suizidalen Verhaltens zu erkennen. Die Analyse suizidalen Verhaltens kann sich an einem von Wenzel et al. (2009) vorgeschlagenen Schema orientieren (vgl. Abbildung 9). Differenziert wird in diesem Modell zwischen (1) automatischen Gedanken, die die Gründe

Automatische Gedanken explorieren

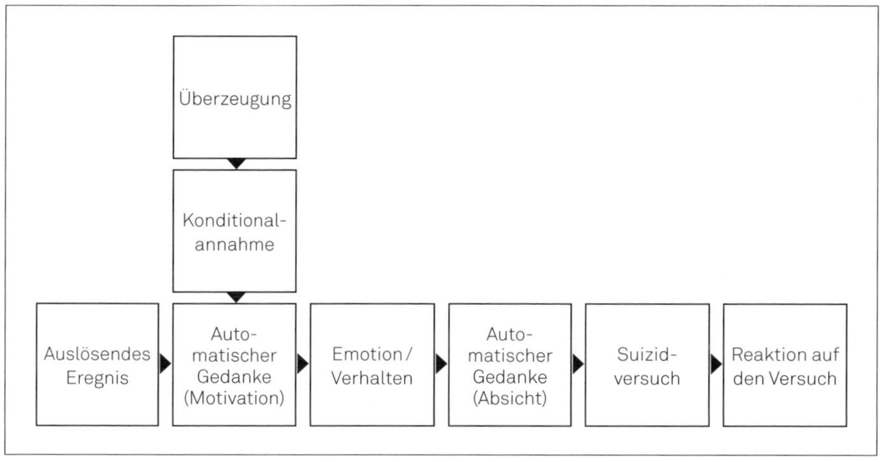

Abbildung 9: Situationsanalyse suizidalen Verhaltens

bzw. Motivation für einen Suizid beschreiben („Mein Leben wird sich nie zum Besseren wenden – es ist alles sinnlos!") und (2) automatischen Gedanken, die die Absicht, einen Suizid zu vollziehen, zum Ausdruck bringen („Das war's. Ich will, dass alles aufhört!"). Patienten, die Suizidgedanken berichten, aber keinen Suizidversuch unternommen haben, weisen gegebenenfalls nur automatische Gedanken des ersten, nicht aber des zweiten Typs auf.

Die Analyse wird zeitlich an der Stelle verankert, an der eine definitive Entscheidung zum Suizid vollzogen wurde bzw. – im Fall, dass es nicht zu einem Versuch gekommen ist – die suizidale Krise ihren Ausgang nahm *(Wann genau haben Sie die Entscheidung getroffen, sich das Leben zu nehmen? In welcher Situation verstärkte sich die Idee, dass es besser wäre, tot zu sein?)*. Den Ausgangspunkt der Analyse bildet in der Regel eine externe Situation bzw. ein automatischer Gedanke, der eine starke emotionale Reaktion nach sich zog (Verlustereignis, Demütigung etc.). Durch spezifisches Nachfragen wird den Patienten dabei geholfen, sowohl die Situation *(Was genau ist geschehen, unmittelbar bevor sie suizidal wurden? Wann war das? Wo befanden Sie sich? Was wäre auf einem Film zu sehen gewesen, wenn eine Kamera diese Situation aufgenommen hätte?)* als auch ihre emotionale und behaviorale Reaktion *(Wie haben Sie sich gefühlt? Wie stark und wie belastend war das Gefühl? Was haben Sie gemacht? Und wie ging es dann weiter?)* detailliert zu beschreiben. Es folgt die Analyse der motivierenden automatischen Gedanken *(Was genau hat Sie in der Situation so wütend/traurig/verzweifelt gemacht? Welche Gedanken sind Ihnen durch den Kopf geschossen? Können Sie mir dabei helfen nachzuvollziehen, was Sie zu der Entscheidung gebracht hat, sich umzubringen?)* und schließlich der suizidbezogenen automatischen Gedanken *(Und was ging Ihnen durch den Kopf, nachdem Sie angefangen haben, einen Suizid zu erwägen?)*. Vor dem Hintergrund des in Kapitel 2.1 beschriebe-

Letzten Suizidversuch sorgfältig analysieren

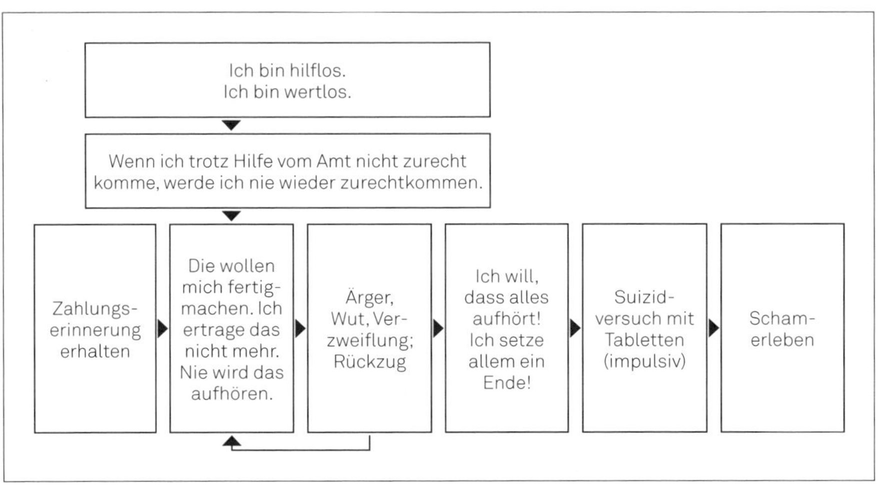

Abbildung 10: Beispiel für eine Situationsanalyse

nen kognitiven Modells suizidaler Handlungen kann es an dieser Stelle sinnvoll sein, nach der Ausrichtung der Wahrnehmung, sich aufdrängenden Erinnerungen und einer sich zuspitzenden kognitiven Einengung zu fragen *(Und wo waren Sie in dieser Situation mit Ihrer Aufmerksamkeit? Gab es Dinge, die Sie gesehen oder erinnert haben, die Sie in der Idee, sich umzubringen, bestärkt haben? Gab es noch andere Gedanken als die an einen Suizid? Gab es so etwas wie eine gedankliche Zwiesprache für und gegen einen Suizid?)*. Sodann ist die Methode des Suizidversuchs – sofern noch nicht bekannt – genauso zu erfragen, wie das Vorgehen bei der Ausführung des Suizidversuchs *(Wie viele Pillen haben Sie genau genommen? Hatten Sie die Pistole bereits entsichert, als Sie sie sich in den Mund hielten?)* und das Ausmaß der vorangegangenen Planung. Schließlich sollte eruiert werden, wie die Person selbst als auch andere Personen auf den Suizidversuch reagiert haben *(Wie haben Sie sich anschließend gefühlt? Was ist Ihnen durch den Kopf gegangen? Wie geht es Ihnen, wenn Sie jetzt an den Suizidversuch denken? Wie haben Ihre Freunde/Familienmitglieder reagiert, als sie von dem Suizidversuch erfahren haben? Ist es durch den Suizidversuch zu Veränderungen Ihrer Lebenssituation gekommen?)*. Insbesondere die Frage nach Reaktionen von Freunden und Veränderungen der Lebenssituation ermöglicht eine Abschätzung, inwieweit positiven Verstärkungsprozessen eine aufrechterhaltende Funktion beizumessen ist (vgl. auch „Fragen zur Analyse suizidaler Verhaltensketten“ im Anhang, S. 95).

Zugrundeliegende Annahmen und Überzeugungen identifizieren

In einem weiteren Schritt geht es darum, die den motivierenden automatischen Gedanken zugrunde liegenden Annahmen und Überzeugungen zu identifizieren. Typischerweise finden sich bei suizidalen Patienten Annahmen und Überzeugungen, die die eigene Wert- und Machtlosigkeit sowie die Unfähigkeit, Belastungen zu tolerieren, betonen. Entsprechende Annahmen und

Überzeugungen können aus Situationsanalysen erschlossen oder aber explizit erfragt werden. Vielfach ist es hilfreich, entsprechende Annahmen und Überzeugungen mit prägenden lebensgeschichtlichen Erfahrungen in Verbindung zu bringen. Ein Beispiel für eine Situationsanalyse eines depressiven Patienten findet sich in Abbildung 10.

Entsprechende Analysen sollten für jegliches suizidale Verhalten während des Therapieprozesses wiederholt werden. Im Fall, dass Patienten wiederholt suizidale Symptome erleben, sollten Gemeinsamkeiten der auslösenden Bedingungen herausgearbeitet und mit Überschriften (z.B. „Trennungen", „Misserfolgserlebnisse") versehen werden.

Gemeinsamkeiten herausarbeiten

Respondentes vs. Operantes Verhalten

Linehan (1996) benennt im Rahmen der dialektisch-behavioralen Therapie der Borderline-Störung zwei Ziele, die ein Therapeut bei suizidalem Verhalten verfolgen muss: „(1) aktiv genug zu reagieren, um den Patienten davon abzuhalten, sich zu töten oder ernstlich zu verletzen; und (2) so zu reagieren, dass die Wahrscheinlichkeit reduziert wird, dass sich der Patient später suizidal verhält" (S. 353). Therapeuten müssen also abwägen, inwieweit spezifische Reaktionen auf die Äußerung suizidaler Intentionen möglicherweise kurzfristig das akute Suizidrisiko verringern, die Wahrscheinlichkeit für zukünftiges suizidales Verhalten langfristig jedoch erhöhen – suizidales Verhalten also durch verstärkende Therapeutenreaktionen aufrechterhalten wird. Um dem vorzubeugen, empfiehlt Linehan (1996), bei der Analyse suizidalen Verhaltens zu eruieren, ob suizidale Äußerungen und/oder Handlungen respondentes oder operantes Verhalten darstellen. Verhaltensweisen gelten dann als respondent, wenn sie durch einen Stimulus automatisch ausgelöst werden – das Verhalten also unter der Kontrolle vorausgehender situativer Bedingungen steht. Operantes Verhalten steht hingegen unter der Kontrolle der auf das Verhalten folgenden Konsequenzen. Im Rahmen der Kettenanalysen sollte entsprechend geprüft werden, ob suizidales Verhalten als Folge massiv belastender situativer Bedingungen zu verstehen ist oder durch nachfolgende Konsequenzen – die mehr oder weniger bewusst angezielt werden – verstärkt wird: suizidales Verhalten sich also in irgendeiner Form lohnt, z.B. weil man sich ernstgenommen fühlt, Hilfestellungen gegeben werden, andere Personen sich um einen sorgen, man sich anstehenden Aufgaben entziehen kann usw. Während respondent zu verstehendes Verhalten keine Anpassung des therapeutischen Vorgehens erforderlich macht, ist im Fall von operanten Verhaltensweisen – neben der konsequenten Verstärkung nicht suizidalen Problemlöseverhaltens und dem Aufbau alternativer Verhaltensmuster zur Befriedigung zentraler Motive – darauf achtzugeben, dass der Therapeut keinen Umgang mit suizidaler

Operante Verstärkung suizidalen Verhaltens beachten

Symptomatik zeigt, der für den jeweiligen Patienten eine Verstärkung darstellt. Hat suizidales Verhalten beispielsweise die Funktion, mehr Aufmerksamkeit vom Therapeuten zu bekommen oder eine Verlegung/Entlassung aus stationärer Behandlung zu verhindern, so kann es notwendig sein, dass therapeutische Kontakte an bestimmte Bedingungen geknüpft werden – beispielsweise daran, dass eine Intensivierung des therapeutischen Kontaktes nur dann erfolgt, wenn der Patient gleichzeitig vorbereitende Schritte hinsichtlich der anstehenden Entlassung/Verlegung unternimmt. Nicht zuletzt, weil dieses Vorgehen eine genaue Kenntnis der im Einzelfall verstärkend und bestrafend wirkenden Reaktionsweisen erforderlich macht, ist es nur dann indiziert, wenn der Therapeut über ein ausreichendes Fallverständnis verfügt. Im Fall, dass der Therapeut den Patienten nicht gut kennt, muss stets konservativ und mit Blick auf die unmittelbare Gefahrenreduktion gehandelt werden.

4.8.2 Zentrale Therapiebausteine

Auf der Basis der Fallkonzeption und in Abhängigkeit von den Zielen des Patienten werden die therapeutischen Methoden gewählt, die im individuellen Fall das größte Potenzial haben, einem weiteren Suizidversuch vorzubeugen. Im Folgenden werden verschiedene Standardinterventionen der kognitiv-verhaltenstherapeutischen Suizidprävention skizziert.

Im Rahmen der *kognitiven Therapie* suizidalen Verhaltens (Wenzel et al., 2009) wird insbesondere der Modifikation dysfunktionaler Annahmen und Überzeugungen maßgebliche suizidpräventive Bedeutung beigemessen. Ausgehend von dem individuellen Fallverständnis wird damit begonnen, zentrale Annahmen und Überzeugungen mithilfe der üblichen verbalen und verhaltensbezogenen kognitiven Disputationsmethoden zu bearbeiten. Im Unterschied zur eher beiläufigen Infragestellung belastender Ansichten und Überzeugungen im Rahmen der Krisenintervention (siehe Kapitel 4.3.2) kann die Auseinandersetzung mit Hoffnungs-, Hilf- und Wertlosigkeitskognitionen nunmehr stärker formalisiert und strukturiert durchgeführt werden. Um funktionales Denken während suizidaler Krisen zu erleichtern, empfehlen Wenzel et al. (2009) den Einsatz sogenannter *Bewältigungskarten*. Bewältigungskarten sind postkartengroße Kärtchen, die der Patient mit sich herumtragen kann und auf die u.a. zentrale dysfunktionale Annahmen/Überzeugungen samt funktionaler Alternativannahmen geschrieben werden können. Auf der Karte werden also in prägnanter Form die Ergebnisse der Disputation in der Sprache des Patienten zusammengefasst. So steht beispielsweise auf der einen Seite des Kärtchens die belastende Überzeugung „Ich bin eine Last für andere.“ und auf der anderen Seite individuell relevante Gegenpositionen: „Meine Familie würde alles für

Bewältigungskarten nutzen

mich tun. Keiner von ihnen denkt, dass ich eine Last bin." „Wenn es jemandem, der mir wichtig ist, schlecht geht, würde ich nie denken, dass er/sie eine Last ist (und besser tot sein sollte)." In gleicher Weise können auf einer solchen Bewältigungskarte auch die persönlichen Gründe zu leben aufgelistet werden. Patienten werden aufgefordert, die Karten regelmäßig – auch außerhalb krisenhafter Zuspitzungen zu lesen – um sie möglichst stark zu internalisieren.

Problemlösefertigkeiten einüben

Vor dem Hintergrund der vielfach dokumentierten Defizite suizidaler Patienten Problemlösungen zu generieren und zu implementieren, gilt die *Verbesserung der Problemlösekompetenz* als ein weiterer Standardbaustein der psychotherapeutischen Suizidprävention. Ausgehend von einer – nach ihrer Bedeutsamkeit gewichteten – Liste aktuell relevanter Problembereiche wird der Problemlöseprozess in der Auseinandersetzung mit einzelnen Problemen wiederholt durchlaufen und in seiner Struktur offengelegt. Es empfiehlt sich die Orientierung am Modell von D'Zurilla und Goldfried (1971), in dem neben der sogenannten *Problemorientierung,* also persönlichen Einstellungen, Erwartungen und Reaktionsbereitschaften bezüglich der Auseinandersetzung mit Problemen, vier Phasen bzw. Fertigkeiten *rationalen Problemlösens* unterschieden werden: (1) Problem- und Zieldefinition, (2) Generierung von Lösungsalternativen, (3) Entscheidungsfindung, (4) Lösungsumsetzung und Überprüfung. Im Sinne eines präventiven Effektes ist es notwendig, dass in der Therapie nicht nur bestehende Probleme angegangen und bestenfalls überwunden werden konnten, sondern die Patienten tatsächlich eine Struktur für den Umgang mit Problemen erwerben.

Schließlich wird der *Regulation belastender Emotionen* im Rahmen verschiedener Ansätze zur Prävention suizidaler Krisen große Bedeutung beigemessen. Insbesondere im Rahmen der dialektisch-behavioralen Therapie der Borderlinestörung wurden eine Vielzahl an Strategien zur Verbesserung der Emotionsregulation entwickelt (Bohus, 2019). Ist es im Kontext der Kriseninterventionion wiederum nur möglich, einzelne Strategien im Umgang mit starker emotionaler Belastung vorzuschlagen (siehe Kapitel 4.4.2), besteht im Rahmen des suizidpräventiven Vorgehens die Möglichkeit, deutlich ausführlicher individuell passende Strategien auszuwählen, zu erproben und einzuüben. Wenzel et al. (2009) empfehlen den Einsatz von körperlichen, kognitiven und sensorischen Beruhigungsstrategien. In diesem Sinne können Entspannungstechniken erprobt, Ablenkungsstrategien gesammelt und die Ausrichtung der Aufmerksamkeit auf gegenwärtige Sinneseindrücke geschult werden. Darüber hinaus können natürlich aber auch Strategien wie Achtsamkeit und Akzeptanz eingeübt und genutzt werden. Das Ziel des Aufbaus von Stresstoleranz besteht in der Prävention von Zuständen attentionaler Fixation und der Reduktion impulsiven Verhaltens. Zudem helfen diese Strategien dabei, Vertrauen in die eigene Belastbarkeit zu gewinnen. Der Kultivierung von Achtsamkeit wird dabei von Williams et al. (2017) besondere suizidpräventive Bedeutung beigemessen. Achtsamkeit soll den Autoren zu-

Skills vermitteln

folge einer im Kontext depressiver Stimmung schnellen und wenig bewussten Aktivierung suizidaler Schemata bzw. Modi entgegenwirken und auf diese Weise einer Eskalation suizidaler Krisen vorbeugen.

Soziales Netzwerk stärken

Schließlich stellt die Reaktivierung bzw. der *Aufbau sozialer Beziehungen* einen wichtigen Ansatzpunkt in der Prävention suizidaler Krisen dar (vgl. Kapitel 4.3.3.3). Patienten sollten darin unterstützt werden, Kontexte, die das Potenzial für Bekanntschaften in sich tragen, zu entdecken und aufzusuchen. Gleichzeitig müssen übertriebene Ansprüche an (potenzielle) Sozialpartner und sozial-ungeschicktes Verhalten im Blick behalten und wenn möglich modifiziert werden. Im Rahmen anhaltender Krisenzustände müssen Therapeuten auch darauf achten, dass das soziale Netz nicht zu einseitig belastet wird (also stets die gleichen Personen beansprucht werden), sondern eine Diversifikation auf unterschiedliche unterstützende Personen gelingt. Vor dem Hintergrund, dass suizidale Patienten vielfach durch psychiatrische, physische, soziale und ökonomische Probleme belastet sind, halten Wenzel et al. (2009) schließlich den Einbezug bzw. die *Förderung der Inanspruchnahme weiterer psychosozialer Dienste* für indiziert. Im Einzelnen kann es darum gehen, Patienten über Hilfsmöglichkeiten zu informieren, Kontakte zu vermitteln, ambivalente und negative Einstellungen gegenüber adjuvanten psychosozialen Hilfen zu bearbeiten und/oder Möglichkeiten der Kontaktaufnahme zu erproben.

Strategien müssen vom Leitziel eines besseren Lebens getragen werden

Grundsätzlich muss der Einsatz sämtlicher hier skizzierter Strategien vom Leitziel eines besseren bzw. lebenswerten Lebens getragen werden. Der therapeutische Prozess ist entsprechend weniger methodenfokussiert und rigide als zielfokussiert und flexibel zu gestalten. Langfristig wird eine Entscheidung gegen das Sterben nur dann tragfähig sein, wenn es den Patienten gelingt, ihr Leben (oder Aspekte ihres Lebens) als sinnhaft zu empfinden und sie Mut und Kraft zur Auseinandersetzung mit Widrigkeiten und Fährnissen (zurück)gewonnen haben. Die beschriebenen Strategien können bei der Erreichung dieses Ziels hilfreich sein. Sache des Therapeuten ist es, diesen Zielbezug transparent zu machen und für individuelle Wege zu einem besseren Leben offen zu sein. Unabhängig von der methodischen Ausgestaltung der Therapie empfehlen Wenzel et al. (2009), die erworbenen Strategien zum Therapieende im Rahmen einer Rückfallpräventionsübung (Relapse Prevention Task) imaginativ zu erproben.

4.8.3 Rückfallpräventionsübung

Imagination suizidaler Krisen

Bei der Rückfallpräventionsübung handelt es sich um eine Vorstellungsübung, in der Patienten angeleitet werden, sich eine zurückliegende und eine antizipierte zukünftige suizidale Krise zu vergegenwärtigen und den Einsatz von Bewältigungsstrategien in sensu zu erproben. Die Technik dient am Ende der kognitiven Therapie nach Wenzel et al. (2009) sowohl zur Konsolidierung der Therapieinhalte als auch zur Kontrolle, ob der Patient in der Lage ist, die entwickelten Strategien – zumindest in der Vorstellung – einzusetzen. Die Übung selbst vollzieht sich in fünf Schritten: (1) Vorbereitungsphase, (2) Wiedererleben der letzten suizidalen Krise, (3) Wiedererleben der letzten suizidalen Krise unter Einbezug erlernter Bewältigungsstrategien, (4) Imagination einer zukünftigen suizidalen Krise, (5) Nachbesprechung.

Im Rahmen der Vorbereitungsphase wird die Technik als Möglichkeit eingesetzt, erworbene Strategien im Umgang mit suizidalen Krisen auszuprobieren. Der genaue Ablauf der Übung wird den Patienten erläutert und sie werden darauf hingewiesen, dass das Erleben negativer Emotionen während der Durchführung zu erwarten ist. Hilfreiche Rahmenbedingungen für die Durchführung (wie z. B. Pausen, Ablenkungsstrategien, Stoppregeln sowie die Möglichkeit eines abendlichen Telefonkontaktes) werden genauso besprochen wie mögliche Variationen der Übung: So kann beispielsweise ausschließlich eine zukünftige suizidale Krise imaginiert werden, wenn Patienten sich nicht auf ein Wiedererleben der zurückliegenden suizidalen Krise einlassen wollen. Um Patienten Zeit zu geben, sich auf die Krisenimagination einzustellen, sollten die Vorbereitung und die erste Wiedererlebenssequenz nicht in einer Sitzung erfolgen.

Wiedererleben suizidaler Krisen

Beim Wiedererleben der zurückliegenden suizidalen Krise werden die Patienten – in der folgenden Sitzung und nach einer Wiederholung des Behandlungsrationals – angeleitet, im Präsens die Ereigniskette bis hin zum Suizidversuch zu beschreiben. Als Skript dient dabei die im Rahmen der Kettenanalyse angefertigte Situationsbeschreibung. Durch detailliertes Erfragen von Situationscharakteristika, sensorischen Eindrücken, Gedanken, Gefühlen und Verhaltensweisen unterstützt der Therapeut den Patienten darin, eine lebendige Vorstellung der Situation zu entwickeln:

> Ich möchte Sie nun bitten, die Augen zu schließen und sich an den Tag des Suizidversuchs zu erinnern. Denken Sie an die Situation, kurz bevor es zur Entscheidung kam, sich das Leben zu nehmen. Beschreiben Sie die Ereignisse und Ihr Erleben an diesem Tag, so als würden Sie sich selber in einem Film zuschauen und begeben Sie sich dann mit Ihrem gesamten Bewusstsein in diesen Film. Wo befinden Sie sich gerade? Wer ist sonst noch anwesend? Was können Sie sehen, wenn Sie sich im Raum umschauen? Sind da irgendwelche Geräusche oder ein bestimmter Geruch [...]?
>
> Okay, Sie sitzen in einem Sessel, es riecht nach Kaffee und Zigaretten. Der Fernseher läuft und Sie lesen in einer Zeitung. Was passiert dann? [...] Sie lesen einen Artikel über die Insolvenz Ihres Arbeitgebers. Was geht Ihnen durch den Kopf? Wie fühlen Sie sich? Was machen Sie? Und was passiert dann? [...] Was geht Ihnen genau durch den Kopf, als Sie sich entscheiden, allem ein Ende zu setzen? Wie fühlt sich Ihr Körper an? Was passiert dann? Usw.

Während der Vorstellungsübung sollte der Therapeut immer wieder das Ausmaß akuter Suizidalität erfragen, um Ansatzpunkte für Bewältigungsstrategien zu bestimmen (Zum Beispiel: *Auf einer Skala von 0 (keine Gedanken an einen Suizid) bis 100 (extrem suizidal) - wo befinden Sie sich gerade?*). Im Anschluss an die Vorstellungsübung wird geklärt, ob der Patient sich gegenwärtig suizidal fühlt und ob sich die Sichtweise des Patienten auf die suizidale Krise seit Behandlungsbeginn verändert hat. Es folgt – bestenfalls noch in dieser Sitzung – eine erneute Imagination der Ereigniskette. Jetzt wird der Patient jedoch angeleitet, sich vorzustellen, wie er alternative Sichtweisen und Bewältigungsstrategien ausprobiert:

Bewältigungsimagination

> Wenn Sie denken „Ich halte das nicht mehr aus" – was könnte Ihnen helfen? [...] Okay, Sie nehmen Ihren Notfallplan zur Hand: Wo haben Sie ihn? Nun lesen Sie den Plan: Was steht da? Was davon könnte gerade hilfreich sein?
>
> Sie duschen also heiß: Wie fühlt es sich an? Wie stark sind die Suizidgedanken gerade? Gibt es noch etwas, dass Sie tun können? Sie rufen Anna an: Worüber reden Sie? Wie fühlt sich Ihr Körper an? Usw.

Im Anschluss an die Bewältigungsimagination sollten Patienten dafür gelobt werden, dass sie sich auf die Übung eingelassen haben. Anschließend wird geklärt, wie die Patienten sich nun fühlen, wie sie die Übung erlebt haben und wie zuversichtlich sie sind, die imaginierten Strategien auch in einer tatsächlichen Krise anwenden zu können. Schließlich wird entweder in dieser oder in der folgenden Sitzung eine dritte Vorstellungsübung durchgeführt. Hierzu wird mit dem Patienten zunächst ein Szenario entwickelt, in dem es zu einer erneuten suizidalen Krise kommen könnte. Wie in den bereits durchgeführten Imaginationen wird der Patient angeleitet, die Situation Schritt-für-Schritt zu durchleben und aufkommenden Suizidgedanken durch den Einsatz von Bewältigungsstrategien zu begegnen. Diese dritte Imaginationsübung erlaubt dem Therapeuten eine Einschätzung der Sicherheit und Flexibilität des Patienten im Umgang mit den erworbenen Bewältigungsstrategien. Dem Patienten kann sie ein zunehmendes Sicherheitsgefühl im Umgang mit suizidalen Krisen vermitteln. Eine Auswertung und Nachbesprechung der gesamten Imaginationsübungen schließt sich an. Sollte im Rahmen der Übung deutlich geworden sein, dass der Patient Bewältigungsstrategien nicht einsetzen bzw. nicht von diesen profitieren kann, muss in weiteren Sitzungen eine Anpassung des therapeutischen Angebots erfolgen.

4.9 Pharmakotherapie

Aktuell gibt es kein Medikament zur Behandlung akuter Suizidalität. Im Rahmen akuter Suizidalität empfehlen Benkert und Hippius (2011) störungsübergreifend eine passagere Gabe von Benzodiazepinen in ausreichender Dosierung (z.B. Lorazepam: 2 bis 4mg tgl.). Der Nutzen einer Behandlung mit Benzodiazepinen konnte bislang allerdings nicht nachgewiesen werden (DGPPN, 2015).

Passagere Gabe von Benzodiazepinen in akuten suizidalen Krisen

Obwohl es nahe liegt anzunehmen, dass Antidepressiva eine suizidalitätsverringernde Wirkung haben, konnte ein solcher Effekt bislang nicht gesichert werden (Bschor, 2018; Plöderl, 2019). Vielmehr zeigte sich in verschiedenen Metaanalysen – unter Einbezug randomisiert-kontrollierter Effektivitätsstudien – eine leicht höhere Rate an Suizidgedanken und Suizidversuchen bei den mit Antidepressiva als bei den mit Placebo behandelten Kindern, Jugendlichen und Erwachsenen. In einer metaanalytischen Untersuchung von Beobachtungsstudien konnten Barbui, Esposito und Cipriani (2009) zeigen, dass die suizidalitätsbezogene Wirkung antidepressiver Medikation altersabhängig ist: Während eine Behandlung mit Selektiven Serotonin-Wiederaufnahmehemmern (SSRI) bei älteren Personen (≥65 Jahre) mit einem 50% geringeren Suizidrisiko assoziiert war, fand sich ein doppelt so hohes Suizidrisiko bei Jugendlichen, die ein Antidepressivum erhielten – jeweils im Vergleich zu nicht antidepressiv behandelten Personen.

Antidepressiva haben keine antisuizidale Wirkung

Vor diesem Hintergrund wird in der NVL/S3-Leitinie Unipolare Depression davon abgeraten, Antidepressiva zur Behandlung suizidalen Erlebens einzusetzen: „Zur speziellen Behandlung der Suizidalität sollten Antidepressiva nicht eingesetzt werden" (DGPPN, 2015, S. 167). Als „Kann"-Empfehlung, d.h. als Expertenempfehlung, für die es bislang keine ausreichende Evidenz gibt, verweist die Leitlinie darauf, dass Antidepressiva „bei suizidalen depressiven Patienten zur Depressionsbehandlung im Rahmen der allgemeinen Empfehlungen eingesetzt werden" (S. 167) können. Zu bedenken ist schließlich die *Überdosierungssicherheit* verschiedener Antidepressiva: Während Überdosierungen mit trizyklischen Antidepressiva und MAO-Hemmer ein hohes Letalitätsrisiko in sich bergen, zeichnen sich SSRIs durch einen größeren Sicherheitsbereich aus, so dass auch extrem hohe Dosen meist folgenlos überlebt werden. Zusammenfassend erfordert die Indikationsstellung einer antidepressiven Medikation ein sorgfältiges Abwägen, die Prüfung von alternativen Behandlungsmöglichkeiten sowie eine engmaschige Verlaufskontrolle in den ersten Wochen nach Behandlungsbeginn.

Überdosierungssicherheit

Im Gegensatz dazu ließ sich in der Behandlung unipolarer und bipolarer affektiver Störungen wiederholt zeigen, dass Lithium zu einer signifikanten Senkung der Rate von Suiziden und Suizidversuchen führt (u.a. Cipriani et al., 2005) – entsprechend ist in der Rezidivprophylaxe bei suizidgefährdeten Pa-

Lithium hat antidepressive Wirkung

tienten eine Medikation mit Lithium in Betracht zu ziehen. In der Therapie schizophrener Patienten zeigte sich Clozapin wiederholt mit einer reduzierten Inzidenz suizidalen Verhaltens assoziiert (Kasckow, Felmet & Zisook, 2011). Eine Überlegenheit anderer Antipsychotika gegenüber Placebobehandlungen ließ sich hingegen nicht nachweisen. Vor dem Hintergrund schwerwiegender (ggf. suizidförderlicher) Nebenwirkungen sollte dem Einsatz eine sorgfältige Abwägung der Vor- und Nachteile vorausgehen; eine engmaschige Verlaufskontrolle sollte selbstverständlich sein – nicht zuletzt auch vor dem Hintergrund, dass verschiedene Antipsychotika, wie auch die trizyklischen Antidepressiva, als Suizidmittel Verwendung finden.

4.10 Effektivität und Prognose

Antisuizidaler Effekt psychosozialer Interventionen

Eine Reduktion der Rate vollzogener Suizide konnte bislang nur in zwei randomisiert-kontrollierten non-pharmakologischen Interventionsstudien gezeigt werden: Motto und Bostrom (2001) randomisierten Patienten, die wegen Depressionen und/oder Suizidalität stationär behandelt wurden und eine Anschlussbehandlung ablehnten. Die Probanden der Experimentalgruppe erhielten nach Entlassung in regelmäßigen Abständen einen kurzen individualisierten Brief zugeschickt, in dem der Wunsch, es möge dem Patienten gut gehen und die Möglichkeit zur Kontaktaufnahme zum Ausdruck gebracht wurden. Die Probanden der Kontrollgruppe blieben ohne aktive Kontaktaufnahme. Die Patienten der Experimentalgruppe wurden über fünf Jahre insgesamt bis zu 24-mal angeschrieben und in diesem Zeitraum kam es zu signifikant weniger Suiziden als in der Kontrollgruppe. Nach Auslaufen des Programms glichen sich die Suizidraten allerdings langsam wieder an. Fleischmann et al. (2008) konnten im Rahmen einer multinational-multizentrischen randomisiert-kontrollierten Studie zeigen, dass Patienten, denen nach einem Suizidversuch eine Kombination aus einem Informationsgespräch und neun telefonischen Kontakten oder persönlichen Besuchen angeboten wurden, signifikant seltener einen Suizid unternahmen als Personen, die dieses Informations- und Kontaktangebot nicht erhielten. Während sich – nicht zuletzt vor dem Hintergrund unzureichender Stichprobengrößen – ein Effekt psychotherapeutischer Interventionen auf die Rate vollzogener Suizide bislang nicht nachweisen ließ (Crawford et al., 2007), konnte eine Reduktion von Suizidversuchen in Folge psychotherapeutischer Interventionen wiederholt gezeigt werden (Calati & Courtet, 2016; Hawton et al., 2016):

Brown et al. (2005) verglichen beispielsweise die Effektivität der in Kapitel 4.7 beschriebenen ambulanten kognitive Therapie mit einer Routineversorgungsbedingung (Treatment as usual, TAU) bei depressiven und/oder Suchtpatienten, die kurz zuvor einem Suizidversuch unternommen hatten.

Im 18 Monate währenden Untersuchungszeitraum fand sich eine nahezu 50 % geringere Rate an Suizidversuchen in der Behandlungsgruppe im Vergleich zur TAU-Bedingung (vgl. Rudd et al., 2015). In vergleichbarer Weise konnten Davidson et al. (2006) zeigen, dass Borderline-Patienten, die eine kognitiv-verhaltenstherapeutischen Behandlung erhielten, eine signifikant niedrigere Rate von Suizidversuchen im zweijährigen Untersuchungszeitraum unternahmen als Patienten, die der TAU-Vergleichsbedingung zugeteilt wurden. Sechs Jahre nach Behandlungsbeginn berichteten 73 % der Patienten der TAU-Bedingung und 56 % der Patienten der KVT-Bedingung mindestens einen weiteren Suizidversuch (Davidson et al., 2010). Die Effektivität einer kognitiv-verhaltenstherapeutischen Behandlung von *Jugendlichen,* die die Kriterien eines Cannabis- und/oder Alkoholmissbrauchs bzw. einer Abhängigkeit erfüllten und in den vergangenen drei Monaten einer Suizidversuch unternommen hatten, konnte von Esposito-Smythers et al. (2011) gezeigt werden. Während 35 % der Jugendlichen in der TAU-Bedingung einen Suizidversuch im 18 Monate währenden Untersuchungszeitraum wiederholten, lag die Rate an Suizidversuchen in der KVT-Bedingung nur bei 5 %. Insgesamt ist die Befundlage allerdings deutlich heterogen, so konnten positive Befunde in anderen Studien nicht repliziert werden – insbesondere jugendliche Patienten scheinen dabei in geringerem Maße auf psychotherapeutische Behandlungsstrategien anzusprechen.

Kognitive Therapie

Behandlung von Jugendlichen

Eine positive Wirkung auf Ausmaß und Häufigkeit (para-)suizidalen Verhaltens konnte wiederholt für die dialektisch-behaviorale Therapie der Borderline-Störung (DBT) gezeigt werden (DeCou et al., 2019). Linehan et al. (2006) verglichen DBT mit einer psychotherapeutischen Versorgung durch renommierte, nicht verhaltenstherapeutisch arbeitende Therapeuten. Im Anschluss an die intensive, kombiniert einzel- und gruppentherapeutische DBT-Behandlung zeigte sich im zweijährigen Untersuchungszeitraum eine 50 % geringere Suizidversuchsrate in der DBT-Bedingung als in der Vergleichsgruppe. In weiteren randomisiert-kontrollierten Studien erwies sich die DBT-Behandlung zwar nicht als effektiver als andere Behandlungsformen (Hawton et al., 2016) – gleichwohl fand sich eine signifikante Abnahme suizidaler Symptome unter der dialektisch-behavioralen Therapie.

Dialektisch-behaviorale Therapie

Hinsichtlich des in Kapitel 1.5.2 skizzierten „Collaborative Assesment and Management of Suicidality“-Ansatzes (CAMS; Jobes, 2016) konnten Comtois et al. (2011) zeigen, dass Patienten eines ambulanten Krisenzentrums, die mithilfe des CAMS-Ansatzes behandelt wurden, eine schnellere Reduktion von Suizidgedanken berichteten als Patienten, die eine TAU-Versorgung erhielten. Ellis und Kollegen (2012) fanden in einer unkontrollierten Studie heraus, dass der Einsatz von CAMS zur Behandlung stationär untergebrachter suizidaler Patienten mit einer signifikanten Reduktion von Suizidgedanken, Hoffnungslosigkeit und Depression einherging. Studien zur Effektivität einzelner Strategien der Krisenintervention, wie z. B. zur Arbeit mit Ambivalen-

CAMS

zen, liegen bislang nicht vor. Auf den kurzfristigen Nutzen von Krisengesprächen verweist jedoch eine Untersuchung von King et al. (2003): In dieser unkontrollierten Studie fand sich eine signifikante Reduktion der Dringlichkeit suizidaler Intentionen von Beginn bis Ende eines im Mittel 40-minütigen telefonischen Krisengesprächs.

Zusammenfassend verweisen somit eine Reihe von Studien auf die Effektivität psychotherapeutischer Interventionen in der Prävention von Suizidversuchen. Neben den hier skizzierten Befunden aus dem Bereich der kognitiven Verhaltenstherapie fanden sich vergleichbare Effekte auch in Untersuchungen psychodynamischer Therapien (Briggs et al., 2019). Trotz dieser ermutigenden Befundlage können zum gegenwärtigen Zeitpunkt keine spezifischen Behandlungsempfehlungen für Patienten in oder nach suizidalen Krisen gegeben werden. Es mangelt an unmittelbaren Vergleichsstudien verschiedener Therapieverfahren und an Informationen zur differenziellen Ansprache unterschiedlicher Störungsgruppen auf die beschriebenen Interventionen. Insbesondere im Hinblick auf suizidale, psychotische Patienten ist das Wissen um effektive Behandlungsstrategien unzureichend. Schließlich weisen eine Reihe von Studien keine ausreichende Stichprobengröße bzw. methodische Güte auf, so dass die Generealisierbarkeit der Befunde nur schwer einzuschätzen ist. Als problematisch ist schließlich zu werten, dass in verschiedenen Studien nicht zwischen Selbstverletzungen mit und ohne suizidale Absicht differenziert wird.

Spezifische Behandlungsempfehlungen können nicht gegeben werden

4.11 Rechtliche Aspekte

Ein freiwillig ausgeführter Suizid bzw. Suizidversuch stellt – als Ausdruck des Selbstbestimmungsrechtes – in Deutschland keine Straftat dar und auch die Anstiftung oder die Beihilfe zu einem Suizid(-versuch) sind straffrei. Dieser Grundsatz wird allerdings durch eine verpflichtende Verhinderungs- und Rettungspflicht relativiert: Die Pflicht, Hilfe zu leisten, beginnt in dem Augenblick, in dem der Betroffene nicht mehr freiverantwortlich über sein Handeln entscheiden kann – streng genommen also dann, wenn die Suizidhandlung abgeschlossen wurde und/oder der Suizidant handlungsunfähig geworden ist. Ein Nicht-Eingreifen in die Suizidhandlung würde zu diesem Zeitpunkt den Straftatbestand der „unterlassenen Hilfeleistung“ (§ 323c StGB) erfüllen. Bei Minderjährigen und bei psychisch erkrankten Personen wird grundsätzlich von einer eingeschränkten Freiverantwortlichkeit ausgegangen, so dass die Verpflichtung zur Verhinderung der Suizidhandlung nicht erst beim Vollzug der Tötungshandlung greift. Eine aktive Unterstützung des Suizids kann bei fehlender Freiverantwortlichkeit den Straftatbestand der „Tötung in mittelbarer Täterschaft“ (§ 25 StGB) erfüllen. Personen, die sich dem Suizidanten gegenüber in einer Garantenstellung befinden, wie Ange-

Suizidversuch/ Suizid ist keine Straftat

Fehlende Freiverantwortlichkeit und Garantenstellung

hörige und professionelle Helfer (u. a. Ärzte, Psychotherapeuten, Betreuer) können sich schließlich des Straftatbestandes der „fahrlässigen Tötung durch Unterlassen" (§§ 222 StGB) schuldig machen, wenn die Suizidhandlung in einem Zustand aufgehobener bzw. eingeschränkter Freiverantwortlichkeit vollzogen wurde und Maßnahmen zur Rettung unterblieben.

Jenseits dieser akuten Handlungsverpflichtung setzen Schadensersatz- und Schmerzensgeldansprüche gegen einen Behandler voraus, „dass der Behandler schuldhaft gegen eine Pflicht aus dem Behandlungsvertrag verstoßen oder in anderer Weise schuldhaft ein Rechtsgut wie Leib, Leben oder Freiheit des Vertragspartners verletzt hat" (Rüping & Lembke, 2008, S. 360). Voraussetzung für eine Haftung des behandelnden Therapeuten ist, (1) dass eine akute Suizidgefahr – bei entsprechender Befragung – erkennbar war und, (2) dass das Verhalten des Therapeuten nicht fachgerecht und situationsadäquat war.

Insbesondere vor dem Hintergrund einer Rechtsprechung, die durch diverse gegensätzliche Gerichtsurteile gekennzeichnet ist, empfiehlt sich eine sehr sorgfältige und umfassende Dokumentation sämtlicher Kontakte mit einem suizidalen Patienten: *Was nicht dokumentiert wurde, hat im Zweifelsfall nicht stattgefunden.* Dokumentiert werden sollten für jede einzelne Sitzung die Maßnahmen und Ergebnisse der Risikoeinschätzung, therapeutische Indikationsentscheidungen (Warum wurde auf eine stationäre Einweisung verzichtet?), angewandte Interventionen (Behandlungsplan) sowie Kontakte zu behandelnden Ärzten, Familienmitgliedern und Supervisoren.

5 Weiterführende Literatur

Dorrmann, W. (2018). *Suizid: Therapeutische Interventionen bei Selbsttötungsabsichten* (9., aktualis. Aufl.). Stuttgart: Klett-Cotta.

Forkmann, T., Teismann, T. & Glaesmer, H. (2016). *Diagnostik von Suizidalität*. Göttingen: Hogrefe. https://doi.org/10.1026/02639-000

Teismann, T. & Dorrmann, W. (2015). *Suizidgefahr? Ein Ratgeber für Betroffene und Angehörige*. Göttingen: Hogrefe.

Teismann, T. & Gysin-Maillart, A. (2019). *Krisenintervention und Suizidalität. Eine Lehr-DVD*. Weinheim: Beltz.

Teismann, T., Koban, C., Illes, F. & Oermann, A. (2016). *Psychotherapie suizidaler Patienten*. Göttingen: Hogrefe. https://doi.org/10.1026/02584-000

6 Literatur

Ajdacic-Gross, V., Weiss, M., Ring, M., Hepp, U., Bopp, M., Gutzwiller, F. & Rössler W. (2008). Methods of suicide: International suicide patterns derived from the WHO mortality database. *Bulletin of the World Health Organization, 86,* 726–732. https://doi.org/10.2471/BLT.07.043489

American Psychiatric Association (2003). Practice guideline for the assessment and treatment of patients with suicidal behaviors. *American Journal of Psychiatry, 160,* 1–60.

Angelakis, I., Gillespie, E.L. & Panagioti, M. (2019). Childhood maltreatment and adult suicidality: A comprehensive systematic review with meta-analysis. *Psychological Medicine, 49*(7), 1057–1078. https://doi.org/10.1017/S0033291718003823

Angst, J., Angst, F., Gerber-Werder, R. & Gamma, A. (2005). Suicide in 406 mood-disorder patients with and without long-term medications: A 40 to 44 years' follow-up. *Archives of Suicide Research, 9,* 279–300. https://doi.org/10.1080/13811110590929488

Arsenault-Lapierre, G., Kim, C. & Turecki, G. (2004). Psychiatric diagnoses in 3275 suicides: A meta-analysis. *BMC Psychiatry, 4,* 37. https://doi.org/10.1186/1471-244X-4-37

Åsberg, M. (1997). Neurotransmitter and suicidal behavior. *Annals of the New York Academy of Sciences, 836,* 158–181. https://doi.org/10.1111/j.1749-6632.1997.tb52359.x

Barbui, C., Esposito, E. & Cipriani, A. (2009). Selective serotonin reuptake inhibitors and risk of suicide: A systematic review of observational studies. *Canadian Medical Association Journal, 180,* 291–297. https://doi.org/10.1503/cmaj.081514

Beck, A.T., Rush, A.J., Shaw, B.F. & Emery, G. (1999). *Kognitive Therapie der Depression.* Weinheim: Psychologie Verlags Union.

Beck, A.T. & Steer, R.A. (1991). *Manual for the Beck scale for suicide ideation.* San Antonio, Texas: Psychological Corporation.

Beck, A.T. & Steer, R.A. (2016). *Beck-Hoffnungslosigkeitsskala.* Göttingen: Hogrefe.

Benkert, O. & Hippius, H. (2011). *Kompendium der Psychiatrischen Pharmakotherapie.* Berlin: Springer. https://doi.org/10.1007/978-3-642-13044-1

Bernert, R. & Joiner, T. (2007). Sleep disturbance and suicide risk: A review of the literature. *Neuropsychiatric Disease and Treatment, 3,* 735–743.

Blair-West, G., Mellsop, G. & Eyeson-Annan, M. (1997). Down-rating liftime suicide risk in major depression. *Acta Psychiatrica Scandinavica, 95,* 259–263. https://doi.org/10.1111/j.1600-0447.1997.tb09629.x

Bohus, M. (2019). *Borderline-Störung* (2., vollst. überarb. Aufl.). Göttingen: Hogrefe. https://doi.org/10.1026/02853-000

Borges, G., Nock, M., Abad, J., Hwang, I., Sampson, N. & Alonso, J. (2010).Twelve-month prevalence of and risk factors for suicide attempts in the World Health Organization World Mental Health Surveys. *Journal of Clinical Psychiatry, 71,* 1617–1628.

Bostwick, J. & Pankratz, S. (2000). Affective disorders and suicide risk: A reexamination. *American Journal of Psychiatry, 157,* 1925–1932. https://doi.org/10.1176/appi.ajp.157.12.1925

Brakemeier, E.L., Schramm, E. & Hautzinger, M. (2012). *Chronische Depression.* Göttingen: Hogrefe.

Brent, D. & Mann, J. (2005). Family genetic studies, suicide, and suicidal behavior. *American Journal of Medical Genetics, 133C,* 13–24. https://doi.org/10.1002/ajmg.c.30042

Briggs, S., Netuveli, G., Gould, N., Gkaravella, A., Gluckman, N.S., Kangogyere, P. et al. (2019). The effectiveness of psychoanalytic/psychodynamic psychotherapy for reducing suicide attempts and self-harm: Systematic review and meta-analysis. *The British Journal of Psychiatry, 214*(6), 320–328. https://doi.org/10.1192/bjp.2019.33

Britton, P., Patrick, H., Wenzel, A. & Williams, G. (2011). Integrating motivational interviewing and self-determination theory with cognitive behavioral therapy to prevent suicide. *Cognitive and Behavioral Practice, 18,* 16–27. https://doi.org/10.1016/j.cbpra.2009.06.004

Brown, G., Henriques, G., Sosdjan, D. & Beck, A. (2004). Suicide intent and accurate expectations of lethality: Predictors of medical lethality of suicide attempts. *Journal of Consulting and Clinical Psychology, 72,* 1170–1174. https://doi.org/10.1037/0022-006X.72.6.1170

Brown, G., TenHave, T., Henriques, G., Xie, S., Hollander, J. & Beck, A. (2005). Cognitive therapy for the prevention of suicide attempts. A randomized controlled trial. *JAMA, 294,* 563–570. https://doi.org/10.1001/jama.294.5.563

Brown, G.K., Beck, A.T., Steer, R.A. & Grisham, J.R. (2000). Risk factors for suicide in psychiatric outpatients: A 20-year prospective study. *Journal of Consulting and Clinical Psychology, 68,* 371–377. https://doi.org/10.1037/0022-006X.68.3.371

Bryan, C.J., Stone, S.L. & Rudd, M.D. (2011). A practical, evidence-based approach for means-restriction counseling with suicidal patients. *Professional Psychology, 42,* 339–346. https://doi.org/10.1037/a0025051

Bschor, T. (2018). *Antidepressiva.* München: Südwest-Verlag.

Calati, R. & Courtet, P. (2016). Is psychotherapy effective for reducing suicide attempt and non-suicidal self-injury rates. Meta-analysis and meta-regression of literature data. *Journal of Psychiatry Research, 79,* 8–20. https://doi.org/10.1016/j.jpsychires.2016.04.003

Carlborg, A., Winnerbäck, K., Jönsson, E., Jokinen, J. & Nordström, P. (2010). Suicide in schizophrenia. *Expert Reviews Neurotherapeutics, 10,* 1153–1164. https://doi.org/10.1586/ern.10.82

Caspar, F. (2018). *Beziehungen und Probleme verstehen* (4., überarb. Aufl.). Göttingen: Hogrefe.

Cherpitel, C., Borges, G. & Wilcox, H. (2004). Acute alcohol use and suicidal behavior: A review of the literature. *Alcoholism: Clinical and Experimental Research, 28,* 6–17. https://doi.org/10.1097/01.ALC.0000127411.61634.14

Chu, C., Buchman-Schmitt, J.M., Stanley, I.C.H., Hom, M.A., Tucker, R.P., Hagan, C.R., et al. (2017). The interpersonal theory of suicide. A systematic review and meta-analysis of a decade of cross-national research. *Psychological Bulletin, 143,* 1313–1345. https://doi.org/10.1037/bul0000123

Cipriani, A., Pretty, H., Hawton, K. & Geddes, J. (2005). Lithium in the prevention of suicidal behavior and all-cause mortality in patients with mood disorders: A systematic review of randomized trials. *American Journal of Psychiatry, 162,* 1805–1819. https://doi.org/10.1176/appi.ajp.162.10.1805

Comtois, K., Jobes, A., O'Connor, R., Atkins, S., Janis, D. & Chessen, K. (2011). Collaborative assessment and management of suicidality (CAMS): Feasibility trial for nextday appointment services. *Depression and Anxiety, 28,* 963–972. https://doi.org/10.1002/da.20895

Conner, K.R. & Ilgen, M.A. (2011) Substance use disorders and suicidal behaviour. In R. O'Connor, S. Platt, & J. Gordon (Eds.), *International Handbook of Suicide Prevention: Research, Policy and Practice* (pp. 93–108). Chichester: Wiley. https://doi.org/10.1002/9781119998556.ch5

Crawford, M., Thomas, O., Kahn, N. & Kulinskaya, E. (2007). Psychological interventions following self-harm: Systematic review of their efficacy in preventing suicide. *The British Journal of Psychiatry, 190,* 11–17. https://doi.org/10.1192/bjp.bp.106.025437

Cwik, J. C., Siegmann, P., Willutzki, U., Nyhuis, P., Wolter, M., Forkmann, T., Glaesmer, H. & Teismann, T. (2017). Brief Reasons for Living Inventory: A psychometric investigation. *BMC Psychiatry, 17,* 358. https://doi.org/10.1186/s12888-017-1521-x

D'Zurilla, T. & Goldfried, M. (1971). Problem solving and behavior modification. *Journal of Abnormal Psychology, 78,* 107–126. https://doi.org/10.1037/h0031360

Darke, S. & Ross, J. (2002). Suicide among heroin users: Rates, risk factors and methods. *Addiction, 97,* 1383–1394. https://doi.org/10.1046/j.1360-0443.2002.00214.x

Davidson, K., Norrie, J., Tyrer, P., Gumley, A., Tata, P., Murray, H. & Palmer, S. (2006). The effectiveness of cognitive behavior therapy for borderline personality disorder: Results from the borderline personality disorder study of cognitive therapy (BOSCOT) trial. *Journal of Personality Disorder, 20,* 450–465. https://doi.org/10.1521/pedi.2006.20.5.450

Davidson, K., Tyrer, P., Norrie, J., Palmer, S. & Tyre, H. (2010). Cognitive therapy vs. usual treatment for borderline personality disorder: Prospective 6-year follow-up. *The British Journal of Psychiatry, 197,* 456–462. https://doi.org/10.1192/bjp.bp.109.074286

DeCou, C. R., Comtois, K. A. & Landes, S. J. (2019). Dialectical behavior therapy is effective for the treatment of suicidal behavior: A meta-analysis. *Behavior Therapy, 50*(1), 60–72. https://doi.org/10.1016/j.beth.2018.03.009

Deutsche Gesellschaft für Psychiatrie, Psychotherapie & Nervenheilkunde (DGPPN) (Hrsg.). (2015). *S3-Leitlinie/NVL Unipolare Depression.* Berlin: äzq.

Dorrmann, W. (1996). Die Ängste von Psychotherapeuten bei ihrer Arbeit mit suizidalen Patienten. Erste Ergebnisse einer Untersuchung. In W. Dorrmann (Hrsg.), *Suizid. Therapeutische Interventionen bei Selbsttötungsabsichten* (S. 153–163). München: Pfeiffer.

Dorrmann, W. (2005). Pro und Contra von Verträgen bei Patienten in akuten suizidalen Krisen. *Verhaltenstherapie, 15,* 39–46. https://doi.org/10.1159/000082736

Dorrmann, W. (2008). Menschen in suizidalen Krisen. In M. Hermer & B. Röhrle (Hrsg.), *Handbuch der therapeutischen Beziehung. Band 2 – Spezieller Teil* (S. 1449–1476). Tübingen: dgvt.

Dorrmann, W. (2018). *Suizid: Therapeutische Interventionen bei Selbsttötungsabsichten* (9., aktualis. Aufl.). Stuttgart: Klett-Cotta.

Duberstein, P. & Witte, T. (2009). Suicide risk in personality disorders: An argument for a public health perspective. In P. Kleespies (Ed.), *Behavioral emergencies. An evidence-based resource for evaluating and managing suicidal behavior, violence, and victimization* (pp. 257–286). Washington, DC: American Psychological Association. https://doi.org/10.1037/11865-012

Eink, M. & Haltenhof, H. (2009). *Umgang mit suizidgefährdeten Menschen.* Bonn: Psychiatrie-Verlag.

Ellis, T., Green, K., Allen, J., Jobes, D. & Nadorff, M. (2012). Collaborative assessment and management of suicidality in an inpatient setting: Results of a pilot study. *Psychotherapy, 49,* 72–80. https://doi.org/10.1037/a0026746

Esposito-Smythers, C., Spirito, A., Kahler, C. & Hunt, P. (2011). Treatment of co-occurring substance abuse and suicidality among adolescents: A randomized trial. *Journal of Consulting and Clinical Psychology, 76,* 728–739. https://doi.org/10.1037/a0026074

Evans, E., Hawton, K., Rodham, K. & Deeks, J. (2005). The prevalence of suicidal phenomena in adolescents: A systematic review of population-based studies. *Suicide and Life-Threatening Behavior, 35,* 239–249. https://doi.org/10.1521/suli.2005.35.3.239

Fleischmann, A., Bertolote, J., Wasserman, D., Leo, D. de, Bolhari, J., Botega, N. et al. (2008). Effectiveness of brief intervention and contact for suicide attempters: A randomized controlled trial in five countries. *Bulletin of the World Health Organization, 86,* 703–709. https://doi.org/10.2471/BLT.07.046995

Forkmann, T. & Glaesmer, H. (2013). *Die deutsche Version des Interpersonal Needs Questionnaires.* www.psychometrikon.de

Forkmann, T., Teismann, T. & Glaesmer, H. (2016). *Diagnostik von Suizidalität.* Göttingen: Hogrefe. https://doi.org/10.1026/02639-000

Fredrickson, B. L. (2009). *Positivity.* New York: Three Rivers Press.

Gibb, S., Beautrais, A. & Fergusson, D. (2005). Mortality and further suicidal behavior after an index suicide attempt: A 10-year study. *Australian and New Zealand Journal of Psychiatry, 39,* 95–100. https://doi.org/10.1080/j.1440-1614.2005.01514.x

Glaesmer, H., Kapusta, N., Teismann, T., Wagner, B., Hallensleben, N., Spangenberg, L. & Forkmann, T. (2018). Psychometrische Eigenschaften der deutschen Version des Suicide Behaviors Questionnaire Revised (SBQ-R). *Psychotherapie, Psychosomatik und medizinische Psychologie, 68,* 346–353. https://doi.org/10.1055/s-0043-118335

Harris, C. & Barraclough, B. (1997). Suicide as an outcome for mental disorders: A meta-analysis. *British Journal of Psychiatry, 170,* 205–228. https://doi.org/10.1192/bjp.170.3.205

Hawton, K., Sutton, L., Haw, C., Sinclair, J. & Deeks, J. (2005). Schizophrenia and suicide: A systematic review of risk factors. *British Journal of Psychiatry, 187,* 9–20. https://doi.org/10.1192/bjp.187.1.9

Hawton, K., Witt, K. G., Taylor Salisbury, T. L., Arensman, E., Gunnell, D., Hazell, P., Townsend, E. & van Heeringen, K. (2016). Psychosocial interventions for self-harm in adults. *Cochrane Database of Systematic Reviews, 5,* No: CD012189.

Heikkinen, M., Aro, H. & Lönnqvist, J. (1994). Recent life events, social support and suicide. *Acta Psychiatrica Scandinavica, 89,* 65–72. https://doi.org/10.1111/j.1600-0447.1994.tb05805.x

Hor, K. & Taylor, M. (2010). Suicide and schizophrenia: A systematic review of rates and risk factors. *Journal of Psychopharmacology, 24,* 81–90. https://doi.org/10.1177/1359786810385490

Inskip, H., Harris, C. & Barraclough, B. (1998). Lifetime risk of suicide for affective disorder, alcoholism and schizophrenia. *British Journal of Psychiatry, 172,* 35–37. https://doi.org/10.1192/bjp.172.1.35

Jacobs, D. & Brewer, M. (2004). APA practice guideline provides recommendations for assessing and treating patients with suicidal behaviors. *Psychiatric Annals, 34,* 373–380. https://doi.org/10.3928/0048-5713-20040501-18

Jobes, D. (2016). *Managing suicidal risk: A collaborative approach* (2nd ed.). New York: Guilford.

Johnson, J., Wood, A. M., Gooding, P., Taylor, P. J. & Tarrier, N. (2011). Resilience to suicidality: The buffering hypothesis. *Clinical Psychology Review, 31,* 563–591. https://doi.org/10.1016/j.cpr.2010.12.007

Joiner, T. E. (2005). *Why people die by suicide.* Cambridge, Mass: Harvard University Press.

Joiner, T. E., Van Orden, K. A., Witte, T. K. & Rudd, M. D. (2009). *The interpersonal theory of suicide: Guidance for working with suicidal clients.* Washington, DC: American Psychological Association.

Kasckow, J., Felmet, K. & Zisook, S. (2011). Managing suicide risk patients with schizophrenia. *CNS Drugs, 25,* 129–143. https://doi.org/10.2165/11586450-000000000-00000

King, R., Nurcombe, B., Bickman, L., Hides, L. & Reid, W. (2003). Telephone counseling for adolescent suicide prevention: Changes in suicidality and mental state from beginning to end of a counseling session. *Suicide and Life-Threatening Behavior, 33,* 400–411. https://doi.org/10.1521/suli.33.4.400.25235

Kliem, S. & Brähler, E. (2015). *Beck-Suizidgedanken-Skala (BSS).* Frankfurt: Pearson.

Koban, C. & Teismann, T. (2017). Psychotherapie mit suizidalen Patienten: Verstehen und verbessern der motivationalen Ausgangslage. *Psychotherapie Aktuell, 9,* 24–31.

Lester, D. (1992). The dexamethasone suppression test as an indicator of suicide: A meta-analysis. *Pharmacopsychiatry, 25,* 265–270. https://doi.org/10.1055/s-2007-1014419

Linehan, M. (1996). *Dialektisch-Behaviorale Therapie der Borderline-Persönlichkeitsstörung.* München: CIP-Medien.

Linehan, M., Comtois, K., Murray, A., Brown, M., Gallop, R., Heard, H., Korslund, K.E., Tutek, D.A., Reynolds, S.K. & Lindenboim, N. (2006). Two-year randomized controlled trial and follow-up of dialectical behavior therapy vs. therapy by experts for suicidal behaviors and borderline personality disorder. *Archives of General Psychiatry, 63,* 757–1401. https://doi.org/10.1001/archpsyc.63.7.757

Linehan, M., Goodstein, J., Nielson, S. & Chiles, J. (1983). Reasons for staying alive when you are thinking of killing yourself: The Reasons for Living Inventory. *Journal of Counseling and Clinical Psychology, 51,* 276–286. https://doi.org/10.1037/0022-006X.51.2.276

Links, P., Gould, B. & Ratnayake, R. (2003). Assessing suicidal youth with antisocial, borderline, or narcistic personality disorder. *Canadian Journal of Psychiatry, 48,* 301–310. https://doi.org/10.1177/070674370304800505

Liu, K.-Y. (2009). Suicide rates in the world: 1950–2004. *Suicide and Life-Threatening Behavior, 39,* 204–212. https://doi.org/10.1521/suli.2009.39.2.204

Mann, J. & Currier, D. (2011). Relationships of genes and early-life experience to the neurobiology of suicidal behavior. In R. O'Connor, S. Platt & J. Gordon (Eds.), *International Handbook of Suicide Prevention: Research, Policy and Practice* (pp. 133–150). Chichester: Wiley. https://doi.org/10.1002/9781119998556.ch8

Mann, J., Currier, D., Stanley, B., Oquendo, M., Amsel, L. & Ellis, S. (2006). Can biological tests assist prediction of suicide in mood disorders? *International Journal of Neuropsychopharmakology, 9,* 465–474. https://doi.org/10.1017/S1461145705005687

McCullough, J. (2000). *Treatment for chronic depression: Cognitive behavioral analysis system of psychotherapy (CBASP).* New York, London: Guilford.

McGirr, A., Paris, J., Lesage, A., Renaud, J. & Turecki, G. (2007). Risk factors for suicide completion in borderline personality disorder. *Journal of Clinical Psychiatry, 68,* 721–729. https://doi.org/10.4088/JCP.v68n0509

McGirr, A., Renaud, J., Seguin, M., Alda, M., Benklfat, C., Lesage, A. & Turecki, G. (2007). An examination of DSM-IV depressive symptoms and risk for suicide completion in major depressive disorder: A psychological autopsy study. *Journal of Affective Disorders, 97,* 203–209. https://doi.org/10.1016/j.jad.2006.06.016

Meerwijk, E.L., Parekh, A., Oquendo, M.A., Allen, I.E., Franck, L.S. & Lee, K.A. (2016). Direct and indirect psychosocial and behavioral interventions to prevent suicide and suicide attempt: A systematic review and meta-analysis. *Lancet Psychiatry, 3,* 544–554. https://doi.org/10.1016/S2215-0366(16)00064-X

Motto, J. & Bostrom, A. (2001). A randomized controlled trial of postcrisis suicide prevention. *Psychiatric Services, 52,* 828–833. https://doi.org/10.1176/appi.ps.52.6.828

Nock, M.K., Borges, G., Bromet, E., Cha, C., Kessler, R. & Lee, S. (2008). Suicide and suicidal behavior. *Epidemiologic Review, 30,* 133–154.

Nock, M.K., Borges, G. & Ono, Y. (Ed.). (2012). *Suicide. Global perspectives from the WHO World Mental Health Surveys.* Cambridge: Cambridge University Press.

Nock, M.K., Hwang, I., Sampson, N., Kessler, R., Angermeyer, M., Beautrais, A. et al. (2009). Cross-national analysis of the associations among mental disorders and suicidal behavior: Findings from the WHO World Mental Health Surveys. *PLoS Medicine, 6,* e1000123.

O'Connor, R. (2011). Towards an integrated motivational-volitional model of suicide behavior. In R. O'Connor, S. Platt & J. Gordon (Eds.), *International handbook of suicide prevention: Research, policy and practice* (pp. 181–198). Chichester: Wiley.

O'Connor, R.C. & Kirtley, O.J. (2018). The integrated motivational-volitional model of suicidal behaviour. *Philosophical Transactions of the Royal Society B. 373,* 20170268.

O'Connor, R., Platt, S. & Gordon, J. (Eds.). (2011). *International handbook of suicide prevention: Research, policy and practice.* Chichester: Wiley. https://doi.org/10.1002/9781119998556

O'Connor, R.C. & Nock, M.K. (2014). The psychology of suicidal behavior. *The Lancet Psychiatry, 1* (1), 73–85. https://doi.org/10.1016/S2215-0366(14)70222-6

Omer, H. & Elitzur, A. (2003). Wie spricht man mit dem „Menschen auf dem Dach?". *Psychotherapie im Dialog, 4,* 354–359. https://doi.org/10.1055/s-2003-45300

Osman, A., Bagge, C., Gutierrez, P., Konick, L., Kopper, B. & Barrios, F. (2001). The Suicidal Behaviors Questionnaire-revised (SBQ-R): Validation with clinical and nonclinical samples. *Assessment, 8,* 443–454. https://doi.org/10.1177/107319110100800409

Palmer, S., Pankratz, S. & Bostwick, J. (2005). The lifetime risk of suicide in schizophrenia. *Archives of General Psychiatry, 62,* 247–253. https://doi.org/10.1001/archpsyc.62.3.247

Plöderl, M. (2019). Antidepressiva in der Suizidprävention – eine kritische Bestandsaufnahme. *Suizidprophylaxe, 46*(2), 53–65.

Pöldinger, W. (1968). *Zur Abschätzung der Suizidalität.* Bern: Huber.

Pompili, M., Forte, A., Berman, A.L. & Lamis, D.A. (2016). The association between physical illness/medical conditions and suicide risk. In R.C. O'Connor & J. Pirkis (eds.), *The international handbook of suicide prevention* (pp. 133–148). Chichester: Wiley-Blackwell. https://doi.org/10.1002/9781118903223.ch8

Posner, K., Oquendo, M., Gould, M., Stanley, B. & Davies, M. (2007). Columbia classification algorithm of suicide assessment (C-CASA): Classification of suicidal events in the FDA's pediatric suicidal risk analysis of antidepressants. *American Journal of Psychiatry, 164,* 1035–1043. https://doi.org/10.1176/ajp.2007.164.7.1035

Qin, P. & Mortensen, P. (2003). The impact of parental status on the risk of completed suicide. *Archives of General Psychiatry, 60,* 797. https://doi.org/10.1001/archpsyc.60.8.797

Roy, A. & Segal, N.L. (2001). Suicidal behavior in twins: A replication. *Journal of Affective Disorders, 66,* 71–74. https://doi.org/10.1016/S0165-0327(00)00275-5

Rudd, M.D., Bryan, C.J., Wertenberger, E.G., Peterson, A.L., Young-McCaughan, S., Mintz, J. et al. (2015). Brief cognitive-behavioral therapy effects on post-treatment suicide attempts in a military sample: Results of a randomized clinical trial with 2-year follow-up. *The American Journal of Psychiatry, 172*(5), 441–449. https://doi.org/10.1176/appi.ajp.2014.14070843

Rudd, M., Joiner, T. & Rajab, M. (2001). *Treating suicidal behavior: An effective time limited approach.* New York: Guilford.

Rüping, U. & Lembke, U. (2008). Leben oder sterben lassen – zur Suizidpaktentscheidung des Oberlandesgericht Braunschweig. *Psychotherapeutenjournal, 4,* 359–363.

Schulsinger, F., Kety, S., Rosenthal, D. & Wender, P. (1979). A family study of suicide. In M. Schou & E. Stromgren (Eds.), *Origin, prevention and treatment of affective disorders* (pp. 277–287). London: Academic Press.

Seiden, R. (1978). Where are they now? A follow-up study of suicide attempters from the Golden Gate Bridge. *Suicide and Life-Threatening Behavior, 8,* 1–13.
Shea, S. (2011). *The practical art of suicide assessment.* New York, NY: Wiley.
Silverman, M., Berman, A., Sanddal, N., O'Carroll, P. & Joiner, T. E. (2007). Rebuilding the Tower of Babel: A revised nomenclature for the study of suicide and suicidal behavior: Part 2: Suicide-related ideations, communications, and behaviors. *Suicide and Life-Threatening Behavior, 37,* 264–277. https://doi.org/10.1521/suli.2007.37.3.264
Simon, T., Swann, A., Powell, K., Potter, L., Kresnow, M. & O'Carroll, P. (2001). Characteristics of impulsive suicide attempts and attempters. *Suicide and Life-Threatening Behavior, 32,* 49–59.
Stanley, B. & Brown, G. (2012). Safety planning intervention: A brief intervention to mitigate suicide risk. *Cognitive and Behavioral Practice, 19,* 256–264. https://doi.org/10.1016/j.cbpra.2011.01.001
Statistisches Bundesamt. (2020). Todesursachenstatistik. Zugriff Oktober 2020. www.destatis.de
Teismann, T. & Dorrmann, W. (2015). *Suizidgefahr? Ein Ratgeber für Betroffene und Angehörige.* Göttingen: Hogrefe https://doi.org/10.1026//02595-000
Teismann, T., Forkmann, T. & Glaesmer, H. (2019). Risikoabschätzung bei suizidalen Patienten: Geht das überhaupt? *Verhaltenstherapie, 29,* 80–84. https://doi.org/10.1159/000493887
Tondo, L., Lepri, B. & Baldessarini, R. (2007). Suicidal risks among 2826 Sardinian major affective disorder patients. *Acta Psychiatrica Scandinavica, 116,* 419–428. https://doi.org/10.1111/j.1600-0447.2007.01066.x
Tsuang, M. T. (1983). Risk of suicide in the relatives of schizophrenics, manics, depressives and controls. *Journal of Clinical Psychiatry, 44,* 396–400.
Van Orden, K. A., Witte, T. K., Cukrowicz, K. C., Braithwaite, S. R., Selby, E. A. & Joiner, T. E. (2010). The interpersonal theory of suicide. *Psychological Review, 177,* 575–600. https://doi.org/10.1037/a0018697
Wachtel, S. & Teismann, T. (2015). *German Capability for Suicide Questionnaire.* www.psychometrikon.de
Weinstock, L., Strong, D., Uebelacker, L. & Miller, I. (2009). Differential item functioning of DSM-IV depressive symptoms in individuals with a history of mania versus those without: An item response theory analysis. *Bipolar Disorders, 11,* 289–297. https://doi.org/10.1111/j.1399-5618.2009.00681.x
Wenzel, A. & Beck, A. (2008). A cognitive model of suicidal behavior: Theory and treatment. *Applied and Preventive Psychology, 12,* 189–201. https://doi.org/10.1016/j.appsy.2008.05.001
Wenzel, A., Brown, G. & Beck, A. (2009). *Cognitive therapy for suicidal patients: Scientific and clinical applications.* Washington, DC: American Psychological Association. https://doi.org/10.1037/11862-000
Williams, M. (2001). *Suicide and attempted suicide.* London: Penguin Books.
Williams, M., Fennell, M., Barnhofer, T., Crane, R. & Silverton, S. (2017). *Mindfulness-based cognitive therapy with people at risk of suicide.* New York: Guilford Press.
Wolfersdorf, M. & Etzersdorfer, E. (2011). *Suizid und Suizidprävention.* Stuttgart: Kohlhammer.
World Health Organization. (2014). *Preventing suicide. A global imperative.* Genf: WHO Press.

7 Kompetenzziele und Lernkontrollfragen

Kompetenzziele

Folgende Wissens- und Kompetenzziele können durch die Beschäftigung mit dem vorliegenden Buch erworben werden:

1. Suizidales selbstverletzendes Verhalten von nicht suizidalem selbstverletzendem Verhalten abgrenzen zu können.
2. Risikofaktoren von suizidalem Erleben und Verhalten zu kennen.
3. Suizidales Erleben und Verhalten aus der Perspektive verschiedener Theoriemodelle verstehen zu können.
4. Eine Risikoabschätzung bei suizidalen Patienten vornehmen zu können.
5. Die wichtigsten therapeutischen Strategien für die Behandlung suizidaler Patienten zu kennen.
6. Eine Entscheidung über das passende Behandlungssetting (ambulant/stationär) treffen zu können.
7. Den Nutzen pharmakologischer Behandlungsoptionen im Umgang mit suizidalen Patienten einschätzen zu können.
8. Einen Überblick über die Evidenzlage zur Behandlung suizidaler Patienten zu haben.

Lernkontrollfragen

1. Im Rahmen der Interpersonalen Theorie suizidalen Verhaltens gelten welche Variablen als zentral für das Verständnis suizidalen Erlebens und Verhaltens?
   a. Depression, Hoffnungslosigkeit und mangelnde soziale Unterstützung
   b. Alkohol- und Drogenkonsum, Impulsivität und eine familiäre Suizidgeschichte
   c. Defeat, Entrapment und Rumination
   d. Perceived Burdensomeness, Thwarted Belongingness und Capability for Suicide

2. Um von einem Suizidversuch sprechen zu können, muss welches Kriterium gegeben sein?
   a. Suizidintention
   b. Physische Schädigung
   c. Wissen um Letalität einer Methode
   d. Furchtlosigkeit vor Tod und Sterben

3. Welche Aussage zur Prävalenz von Suiziden ist richtig?
   a. Männer nehmen sich häufiger das Leben als Frauen.
   b. Frauen nehmen sich häufiger das Leben als Männer.
   c. Junge Menschen sind besonders gefährdet, durch einen Suizid zu sterben.
   d. Die Suizidrate ist in Deutschland in den letzten Jahren kontinuierlich gestiegen.

4. Wie sollte etwaiges suizidales Erleben angesprochen werden?
   a. Gar nicht, man könnte die Person erst auf die Idee bringen.
   b. Direkt und mit expliziten Worten.
   c. Erst dann, wenn die Person selbst von Suizidgedanken spricht.
   d. Vorsichtig und auf indirekte Weise.

5. Welche Strategien werden zur Förderung von Selbstkontrolle bei suizidalen Patienten genutzt?
   a. Therapeutische Beziehung, Ambivalenzklärung und diszipliniertes persönliches Einlassen
   b. Kognitive Umstrukturierung von Hoffnungslosigkeit, Lasterleben und fehlendem Zugehörigkeitserleben
   c. Begrenzung des Zugangs zu letalen Mitteln, Notfallplan und Non-Suizid-Vertrag
   d. Verhaltensanalyse, Förderung sozialer Unterstützung und Rückfallpräventionsübung

6. Im Fall einer ambulanten Weiterbehandlung eines suizidalen Patienten sollte auf was geachtet werden?
   a. Sitzungsfrequenz erhöhen
   b. Permanente Überwachung durch Angehörige initiieren
   c. Permanente telefonische Erreichbarkeit der Therapeutin/des Therapeuten garantieren
   d. Tägliche Kontakte vereinbaren

7. In Bezug auf die pharmakologische Behandlung von suizidalen Patienten gilt was?
   a. Antidepressiva sind sicher und effektiv in der Behandlung suizidaler Patienten.
   b. Antidepressiva sollten zur speziellen Behandlung akuter Suizidalität nicht eingesetzt werden.
   c. Lithium sollte zur speziellen Behandlung akuter Suizidalität eingesetzt werden.
   d. Ketamin ist das Mittel der Wahl in der Behandlung suizidaler Patienten.

8. Hinsichtlich der Effektivität psychotherapeutischer Angebote zur Prävention suizidalen Erlebens und Verhaltens ließ sich was zeigen?
   a. Jugendliche und Erwachsene profitieren gleichermaßen von entsprechenden Behandlungsangeboten.

b. KVT und DBT reduzieren nachweislich die Häufigkeit von Suiziden.
c. KVT und DBT reduzieren nachweislich die Häufigkeit von Suizidversuchen.
d. Der Nutzen psychotherapeutischer Angebote im Umgang mit suizidalen Patienten konnte bislang nicht nachgewiesen werden.

Beantworten Sie die hier abgedruckten Lernkontrollfragen und sammeln Sie einfach und bequem Fortbildungspunkte der Kategorie D für Fachkräfte im Bereich Psychotherapie und Medizin. Mehr Informationen finden Sie unter ce.hogrefe.com

8 Anhang

Fragen zur Risikoabschätzung
1. Suizidgedanken offen ansprechen
• Wenn Menschen sich länger in solchen schwierigen Lagen befinden, kommen sie manchmal auf die Idee, dass es auch sinnvoll sein könnte, ganz Schluss zu machen. Sind Ihnen solche Gedanken ganz fern oder dachten Sie schon mal auch an so eine Möglichkeit? ODER: • Kann es sein, dass Sie denken: „Es ist besser für mich, gar nicht mehr zu leben?" ODER: • Haben Sie vor, sich das Leben zu nehmen?
2. Art und das Ausmaß von Suizidgedanken und suizidalem Verhalten abklären
Häufigkeit, Dauer, Intensität und Auslöser aktueller Suizidgedanken: • Wie sehen diese Gedanken aus? • Wie oft kommt diese Todessehnsucht? • Wann bzw. in welchen Situationen denken Sie darüber nach? • Was löst die Gedanken aus? • Als wie überwältigend (belastend, bedrohlich) erleben Sie diese Gedanken? *Spezifität der Gedanken und konkrete Planung:* • Haben Sie auch darüber nachgedacht, wie Sie sich töten werden? • Über welche anderen Arten sich umzubringen haben Sie nachgedacht? *Verfügbarkeit der Mittel:* • Kommen Sie da leicht ran oder haben Sie die notwendigen Dinge zu Hause? • Haben Sie überlegt, wie Sie die Mittel erhalten? *Vorbereitungen und Probehandlungen:* • Haben Sie auch andere Dinge schon vorbereitet (Internet nach Suizidmethoden abgesucht, Abschiedsbrief geschrieben, persönliche Sachen verschenkt, Testament verfasst, Zahlungsmodalität der Lebensversicherung abgeklärt etc.)? • Haben Sie schon mal probiert wie es wäre, wenn Sie es dann wirklich tun würden (potenziellen Suizidort aufgesucht, Seil geknüpft, Medikamentenmix erstellt etc.)? *Entschlossenheit/Distanz zu suizidalen Impulsen:* • Wie stark ist Ihre aktuelle Absicht, diesen Todeswunsch in die Tat umzusetzen?

- Wo stehen Sie auf einer Skala von 0 bis 10, wenn 0 heißt „keine Absicht, die Gedanken umzusetzen“ und 10 heißt „die Gedanken bei der ersten sich bietenden Gelegenheit umzusetzen“?

3. Motive und Risikofaktoren verstehen

Suizidmotiv:

- Hinter der Überlegung, sich das Leben zu nehmen, steckt oft der Wunsch: Mein Leben möge besser werden. Wie muss sich das Leben für Sie verändern, damit Sie sagen können: Jetzt ist es wieder lebenswert?

Hoffnungslosigkeit:

- Seit wann haben Sie die Hoffnung auf eine Änderung völlig verloren?

Soziale Isolation:

- Gibt es Menschen, denen Sie sich momentan nah fühlen?
- Wer weiß eigentlich davon, dass Sie manchmal mit dem Gedanken spielen, sich das Leben zu nehmen?

Eindruck, eine Last für andere zu sein:

- Manchmal denken Leute in Ihrer Situation, dass es für andere besser sei, wenn sie tot wären: Haben Sie auch solche Ideen?

Furchtlosigkeit vor Schmerz, Sterben und Tod:

- Viele Menschen fürchten die Schmerzen, die mit einem Suizid verbunden sind, oder sie fürchten sich vorm Sterben und Totsein – wie ist das bei Ihnen?

Agitiertheit, Impulsivität und Selbstkontrolle:

- Mal angenommen, die Situation ändert sich nicht oder wird sogar noch schlimmer. Wie lange können Sie es wohl noch ertragen, ohne etwas in die Richtung zu unternehmen, sich zu töten?
- Könnte es Ihnen passieren, dass Sie suizidale Impulse „aus dem Moment heraus“ unmittelbar umsetzen?

4. Suizidgedanken/Suizidales Verhalten in den vergangenen Wochen abklären

- Während der letzten sechs bis acht Wochen, wie viel Zeit haben Sie da – an schlechten Tagen – darüber nachgedacht, sich das Leben zu nehmen? Die meiste Zeit? Also eher so 90 % des Tages oder 70 % des Tages?
- Haben in der Zeit auch mal einen Suizidversuch konkret vorbereitet oder geprobt? Auch öfter als einmal?

5. Vergangene Suizidversuche explorieren

- Haben Sie schon mal versucht, sich das Leben zu nehmen?
- Wie oft haben Sie in Ihrem Leben versucht, sich umzubringen?
- Für welche Methode haben Sie sich entschieden?
- Haben Sie das damals eher aus einem Impuls heraus getan oder war es sorgfältig geplant?
- Welche Gründe hatten Sie damals, als Sie sich umbringen wollten?
- Mussten Sie im Anschluss medizinisch versorgt werden?

- Wie ging es Ihnen *damals damit, dass Sie den Versuch überlebt haben?* (vgl. auch die Karte „Fragen zur Exploration eines Suizidversuchs“)

6. Protektive Faktoren und Ressourcen erfahrbar machen

Ausnahmen explorieren:

- Gibt es Zeiten oder Momente, in denen Sie überhaupt nicht über das Sterbenwollen, nachdenken?
- Was ist dann anders?
- Was genau war der Grund, der Sie zurückgehalten hat, bei Ihrer Tötungsmethode auch noch den letzten Schritt zu gehen?

Stärken explizieren:

- Wie erklären Sie sich selbst, dass Sie angesichts Ihrer schweren Belastungen bis heute durchgehalten haben?

Protektivfaktoren erfragen:

- Könnte Sie jemand oder irgendetwas daran hindern, sich das Leben zu nehmen?
- Gibt es für Sie dabei auch religiöse Bedenken oder sind Sie hier ganz unabhängig davon?

Fragen zur Analyse suizidaler Verhaltensketten

- Wann genau haben Sie die Entscheidung getroffen, sich das Leben zu nehmen?
- In welcher Situation verstärkte sich die Idee, dass es besser wäre, tot zu sein?

Analyse der Ausgangssituation:

- Was genau ist geschehen, unmittelbar bevor sie suizidal wurden?
- Wann war das?
- Wo befanden Sie sich?
- Was wäre auf einem Film zu sehen gewesen, wenn eine Kamera diese Situation aufgenommen hätte?

Analyse der emotionalen und behavioralen Reaktion:

- Wie haben Sie sich gefühlt?
- Wie stark und wie belastend war das Gefühl?
- Was haben Sie gemacht?
- Und wie ging es dann weiter?

Analyse der motivierenden automatischen Gedanken:

- Was genau hat Sie in der Situation so wütend/traurig/verzweifelt gemacht?
- Welche Gedanken sind Ihnen durch den Kopf geschossen?
- Können Sie mir dabei helfen nachzuvollziehen, was Sie zu der Entscheidung gebracht hat, sich umzubringen?

Analyse der suizidbezogenen automatischen Gedanken:

- Und was ging Ihnen durch den Kopf, nachdem Sie angefangen haben, einen Suizid zu erwägen?

Gegebenenfalls auch Analyse der Ausrichtung der Wahrnehmung, sich aufdrängender Erinnerungen und einer sich zuspitzenden kognitiven Einengung:

- Und wo waren Sie in dieser Situation mit Ihrer Aufmerksamkeit?
- Gab es Dinge, die Sie gesehen oder erinnert haben, die Sie in der Idee, sich umzubringen, bestärkt haben?
- Gab es noch andere Gedanken als die an einen Suizid?
- Gab es so etwas wie eine gedankliche Zwiesprache für und gegen einen Suizid?

Methode und Vorgehen bei der Ausführung des Suizidversuchs erfragen:

- Wie viele Pillen haben Sie genau genommen?
- Hatten Sie die Pistole bereits entsichert, als Sie sie sich in den Mund hielten?

Reaktion auf den Suizidversuch eruieren:

- Wie haben Sie sich anschließend gefühlt?
- Was ist Ihnen durch den Kopf gegangen?
- Wie geht es Ihnen, wenn Sie jetzt an den Suizidversuch denken?
- Wie haben Ihre Freunde/Familienmitglieder reagiert, als sie von dem Suizidversuch erfahren haben?
- Ist es durch den Suizidversuch zu Veränderungen Ihrer Lebenssituation gekommen?

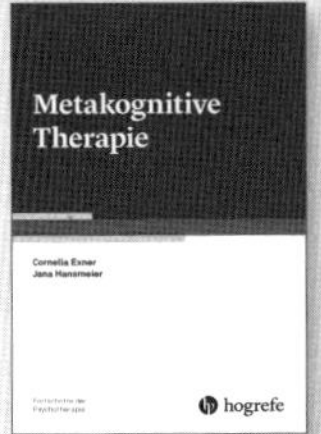

Cornelia Exner / Jana Hansmeier
Metakognitive Therapie

(Reihe: „Fortschritte der Psychotherapie“, Band 76). 2020, 102 Seiten,
€ 19,95 / CHF 26.90
(Im Reihenabonnement € 15,95 / CHF 21.50)
ISBN 978-3-8017-2769-7
Auch als eBook erhältlich

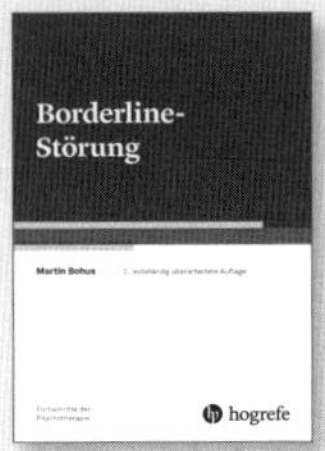

Martin Bohus
Borderline-Störung

(Reihe: „Fortschritte der Psychotherapie“, Band 14). 2., vollst. überarb. Aufl. 2019, VI/122 Seiten, € 19,95 / CHF 26.90
(Im Reihenabonnement € 15,95 / CHF 21.50)
ISBN 978-3-8017-2853-3
Auch als eBook erhältlich

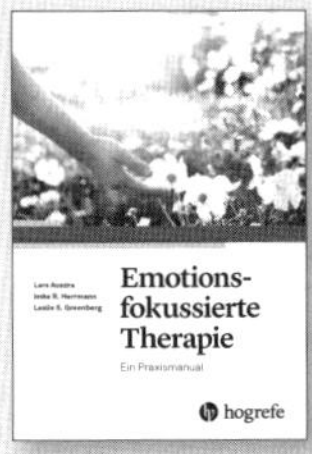

Lars Auszra / Imke Herrmann / Leslie S. Greenberg
Emotionsfokussierte Therapie
Ein Praxismanual

2017, 358 Seiten,
€ 36,95 / CHF 45.90
ISBN 978-3-8017-2425-2
Auch als eBook erhältlich

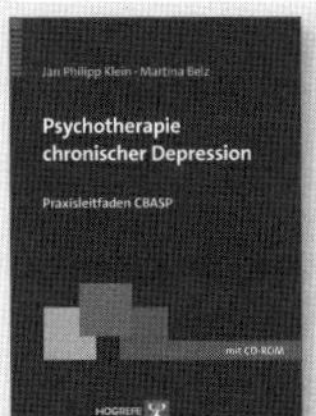

Jan Philipp Klein / Martina Belz
Psychotherapie chronischer Depression
Praxisleitfaden CBASP

(Reihe: „Therapeutische Praxis“)
2014, 135 Seiten, Großformat, inkl. CD-ROM,
€ 34,95 / CHF 46.90
ISBN 978-3-8017-2466-5
Auch als eBook erhältlich

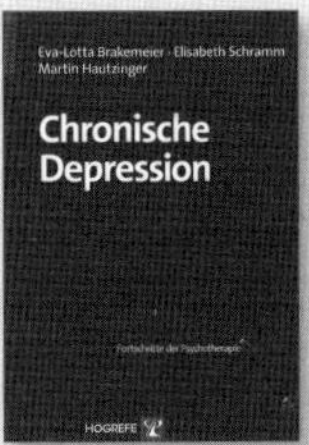

Eva-Lotta Brakemeier / Elisabeth Schramm / Martin Hautzinger
Chronische Depression

(Reihe: „Fortschritte der Psychotherapie“, Band 49). 2012, VI/86 Seiten,
€ 19,95 / CHF 28.50
(Im Reihenabonnement € 15,95 / CHF 22.90)
ISBN 978-3-8017-2133-6
Auch als eBook erhältlich

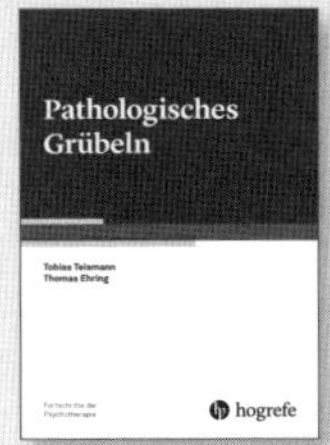

Tobias Teismann / Thomas Ehring
Pathologisches Grübeln

(Reihe: „Fortschritte der Psychotherapie“, Band 74). 2019, VI/105 Seiten,
€ 19,95 / CHF 26.90
(Im Reihenabonnement € 15,95 / CHF 21.50)
ISBN 978-3-8017-2748-2
Auch als eBook erhältlich

www.hogrefe.com

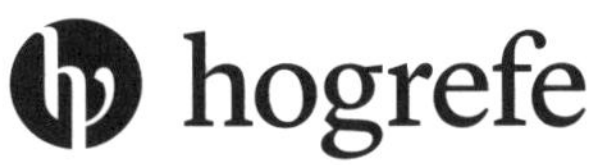

Fragen zur Exploration eines Suizidversuchs

1. Indikation: Bei Patienten, vor oder nach der Aufnahme in eine Klinik

- Die Kollegen (Ihre Angehörigen, die Polizisten o.a.) meinten, Sie wollten sich was antun. Liegen die da richtig?
- Können Sie sich erinnern, was passiert ist?
- Sie leben und wollten eigentlich tot sein. Was geht in Ihnen jetzt vor? Wie denken Sie darüber?
- Wer wusste davon, dass Sie sterben wollen?
- Sollen wir jemanden benachrichtigen?
- Woher wussten Sie, dass diese Methode sicher sein könnte?
- Wer sollte es am besten nicht erfahren, dass Sie sterben wollten?

2. Indikation: Bei entsprechender Vermutung im Erstgespräch oder spätestens bei der Anamneseerhebung

- Ihr Hausarzt hat angedeutet, dass Sie mal eine schwere Krise hatten.
- Im Klinikbericht steht, dass Sie sich das Leben nehmen wollten.
- Ging es Ihnen auch schon mal so schlecht, dass Sie gar nicht mehr leben wollten?
- Wie lange hat dies angedauert?
- Haben Sie es dann auch versucht, sich umzubringen?/sich was anzutun?
- Für welche Methode haben Sie sich da entschieden (bzw. wie hatten Sie es damals gemacht/geplant?)?
- Haben Sie es bereut, dass es nicht geklappt hat?
- Wie weit sind Sie von diesem Punkt heute entfernt?
- Was hält Sie heute ab, dies noch einmal zu tun?
- Wie würden Sie es heute tun?
- Welche Gründe hatten Sie damals, als Sie sich umbringen wollten?
- Wissen Sie noch den Tag oder das Datum, wann Sie sich das Leben nehmen wollten?
- Wie geht es Ihnen, wenn Sie wieder an dem Ort vorbei kommen?
- Was macht Ihr Leben heute lebenswert?

Prozessmodell für die Krisenintervention bei suizidalen Patienten

(in Anlehnung an Dorrmann, 2018)

- **Beziehung herstellen und Exploration:**

  Durch verbales und nonverbales Spiegeln, Respekt und Wertschätzung, positive Konnotationen und Komplimente, durch offenes, konkretes und angstfreies Ansprechen der Selbsttötungsabsichten.

- **Risikoabschätzung:**

  Einschätzung der aktuellen Suizidgefährdung unter Berücksichtigung der bekannten Risikofaktoren.

- **Zeit gewinnen – Reflexion anregen:**

  Neugier wecken, Ambivalenz fördern, (vorsichtig) kognitive Dissonanzen erzeugen. Keinesfalls (schnelle) Lösungen in Aussicht stellen.

  Ziel: Die Bereitschaft des/der Patienten/in fördern, seine/ihre Entscheidung noch eine bestimmte Zeit zurückzustellen.

- **Selbstkontrolle fördern:**

  Durch Selbstverpflichtung, Versprechen (Non-Suizid-Vertrag), Copingstrategien, Notfallplan.

  Ziel: Befähigung des/der Patienten/in, seine/ihre Suizidimpulse für eine gemeinsam festgelegte Zeit zu kontrollieren.

- **Konfrontation:**

  (Bei mangelnder Compliance oder Selbstkontrolle) Durch konfrontative Interventionen und imaginative Techniken.

  Ziel: Kognitive Dissonanz, Verunsicherung des/der Patienten/in im Hinblick auf die Folgerichtigkeit seiner/ihrer Entscheidung.

- **Setting bestimmen:**

  Ambulantes Setting (ggf mit Unterstützung durch nahestehende Bezugspersonen) Stationäres Setting (freiwillig oder auf rechtlicher Grundlage)

Notfallplan

Ich bin zu Hause und merke, dass ich darüber nachdenke, mir etwas anzutun.

Ich schütze mich selbst, indem ich ....

- mich hinlege und mich entspanne
- 3-mal tief einatme
- meine Lieblingsmusik auflege
- die Entspannungskassette höre
- mich 5 Minuten vor den Spiegel setze
- ein Glas kühles Wasser trinke

Ich merke, dass ich länger als 10 Minuten über die Methoden nachdenke, mit denen ich mich umbringen könnte.

Ich schütze mich selbst, indem ich ....

- in die Natur oder in die Stadt gehe
- einen Dauerlauf mache
- ein warmes Bad nehme
- in ein Kissen hineinschreie
- ins Kino, Sauna oder schwimmen ... gehe
- mit dem Auto fahre, ganz laut Musik höre und mitsinge
- einen Friseur-Termin für den gleichen Tag vereinbare
- einen Massage-Termin vereinbare
- mich einige Zeit unter die Dusche stelle

Ich merke, dass ich meine Gedanken, mich umzubringen, nicht mehr bekämpfe

Ich schütze mich, indem ich ....

- _______ (eine bestimmte Person) anrufe oder zu ihr/ihm gehe
- die Telefonseelsorge (Ruf-Nr.: 0800 1 11 01 11 od. 0800 1 11 02 22) anrufe
- meine Therapeutin oder einen Kollegen in ihrer Praxis anrufe und mir einen Termin geben lasse
- zum Arzt gehe und mir Medikamente verschreiben lasse
- mich mit dem Taxi ins Krankenhaus (Notaufnahme) fahren lasse
- den Notarzt rufe

Non-Suizid-Vertrag

Indikation: Bei Problemen der Selbstkontrolle. Wenn der Patient bereit ist, die Entscheidung, sich das Leben zu nehmen, nochmal aufzuschieben, aber sich nicht sicher ist, ob er es wirklich schafft.

1. Klären Sie, ob Ihr Patient im Grunde am Leben bleiben möchte oder zumindest die nächste Sitzung wahrnehmen möchte, wenn er dies könnte.
2. Machen Sie ihm den Vorschlag, eine Methode zu probieren, die es ihm leichter machen könnte, die Zeit bis dahin auch wirklich zu überstehen.
3. Ist er dazu bereit, dann diktieren Sie ihm den Wortlaut der Selbstverpflichtung:
   „Ich werde bis zur nächsten Sitzung am __________ am Leben bleiben, egal, was passiert, und egal, wie ich mich fühle."
   Beim Datum darauf achten, dass der Zeitraum *für wirklich akut Suizidale überschaubar* bleiben muss, damit dieses Versprechen nicht als Überforderung erlebt wird.
4. Die in der Regel bestehenden Defizite in der Selbstkontrolle des Patienten müssen, bezogen auf kritische Situationen, mit Hilfe von vorhandenen Ressourcen und Coping-Strategien und zusätzlichen flankierenden Maßnahmen reduziert werden:
   „Was hat Ihnen bisher geholfen, diese schwierigen Situationen zu bewältigen, oder zu überstehen?"
5. Diese Maßnahmen notieren lassen und bei Bedarf zusätzliche *günstigere Rahmenbedingungen* vorschlagen. Beispiele:
   - Suizidmittel (auch vorübergehend) unwirksam machen oder beseitigen (z. B. gefährliche Gegenstände wegbringen lassen, Zugänge behindern etc.).
   - Das Recht auf einen 5-minütigen Anruf pro Tag.
   - Die Möglichkeit eines Anrufs bei der Telefonseelsorge (0800 1 11 01 11/-2 22).
   - Das Recht auf eine Sitzung außer der Reihe (in Notfällen).
   - Das Vorziehen des nächsten Gesprächs auf einen früheren Termin (evtl. auch am selben Tag).

     „Wenn ich sicher bin, dass ich alle meine Möglichkeiten, mich von einer Selbsttötung abzuhalten, ausgeschöpft habe, habe ich das Recht, meine/n Therapeuten(in) Herrn (Frau) __________ anzurufen und um einen früheren Termin zu bitten."
6. Lassen Sie Ihren Patienten mit Vor- und Nachnamen unterschreiben.
   - Gegebenenfalls müssen auch Sie unterschreiben (nur dann auch eine Kopie machen).
   - Vertrag mitgeben und ein guten Ort („immer greifbar") zum Aufbewahren suchen lassen.